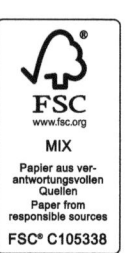

1. Auflage - 2017 Paperback

Herstellung und Verlag: BoD - Books on Demand, Norderstedt

ISBN 9783744817691

Bibliografische Information der Deutschen Nationalbibliothek:
Die Deutsche Nationalbibliothek verzeichnet diese Publikation
in der Deutschen Nationalbibliografie; detaillierte bibliografische
Daten sind im Internet über dnb.dnb.de abrufbar.

Doris Richter

Ganzheitsmedizin mit Baum-Essenzen
nach Richter

BAUMHEILKUNDE

Alles über den Einsatz

von

Baum-Essenzen

1. Auflage

(Paperback)

Baum-Essenzen ...

* helfen körperliche und emotionale Schmerzen zu lösen.

* geben sofort Erleichterung, wenn sich der Mensch mit einem anderen in den verschiedenen Ansichten und Meinungen verstrickt hat.

* helfen Konflikte zu entspannen.

* erweitern das Bewusstsein durch sanfte Entspannung der Chakren.

* erleichtern Herz und Kreislauftätigkeit durch Gefühlsentspannung.

* wirken gezielt auf bestimmte Organfunktionssysteme des Körpers ein.

* öffnen durch die nächtlichen Träume Türen zum Unterbewusstsein.

* helfen die Konzentration zu steigern und verbessern dadurch die Fähigkeit, in die Stille zu gehen (Kontemplation, Meditation).

* führen bei mehrmaliger oder gezielter Anwendung zur gesamten Stabilität.

* sind wirksam bei tiefer liegenden körperlichen und emotionalen Leiden, als Begleitung zu anderen Therapien können sie sehr wirksam sein.

* sind, ähnlich wie die Bachblüten, vollkommen unschädlich.

* sind seit 25 Jahren vielmals in den verschiedenen Konflikten und gesundheitlichen Belastungen der Menschen im Einsatz und deshalb erprobt.

* sind wunderbare Werkzeuge für alle Freunde der sanften Medizin.

Durch das Baum-Geburtsdiagramm das Holo-Cybernetische System (Buch: *Die Landkarte des menschlichen Bewusstseins*) lässt sich gezielt auf genetische und erworbene Krankheiten des Patienten eingehen.

Die Stammlösungen werden aus den Blättern bestimmter Bäume von Doris Richter selbst hergestellt und durch ein namenhaftes Labor in der Schweiz weiterverarbeitet, das garantiert die Qualität.

Inhaltsverzeichnis

Einführung

KURZFASSUNG

Gesundheit durch die Kraft der Bäume

Wenn wir uns als Heilpraktiker oder auch Ganzheitsmediziner mit den Kranken und ihren vielseitigen Krankheitssymptomen befassen, ist es uns ein großes Anliegen über eine Medizin zu verfügen, die auf sanfte und nachhaltige Weise den gestörten Organismus wieder ins Lot bringen kann. Deshalb entwickelten wir die ganzheitliche Therapie mit Baum-Essenzen. Wenn die Ganzheitsmedizin direkt aus der Natur kommt, z. B. wie bei den Baum-Essenzen geradewegs von den Blättern der Bäume, dann wirkt die grüne Medizin der Bäume auf eine besondere, tiefgründige und unschädliche Weise. Sie hat, wie wir aus Erfahrung wissen keinerlei Nebenwirkung, welche unangenehm und für den Hilfesuchenden belastend sein könnten. Mit der sanften Behandlung durch Baum-Essenzen kann auch ein Laie durch einen Testfragebogen innerhalb von wenigen Minuten seine Baum-Essenz heraussuchen und er wird in den ersten Tagen nach Einnahme ein sich ordnendes Gefühl in seinen feinstofflichen Energiezentren erspüren dürfen. Der Mensch wird sich nachts durch Träume klären und reinigen. Nach einigen Wochen wird die Kraft der sanften Baummedizin auch im Körper viel bewirkt haben, ganz ohne unangenehme Nebenwirkungen. Wie wir seit 30 Jahren durch Erkenntnisse mit Baum-Essenzen aus der Praxis wissen, können auch tief greifende Störungen als begleitende Maßnahme durch Baum-Essenzen zu herkömmlichen Therapien, sanft und nachhaltig verbessert und behoben werden.

Therapie mit Baum-Essenzen, wie geht das?

Wenn ein Blatt eines Eschenbaumes zu bestimmten Mondphasen im Sommer in eine Lösung aus Alkohol und Quellwasser eingelegt wird, entsteht nach einigen Tagen eine Lösung, die die Fachkräfte eines homöopathischen Labors als *Urtinktur* oder Stammlösung bezeichnen würden. Ähnlich wie es E. Bach bei den Bachblüten beschreibt, ist die Urkraft des ganzen Baumes durch ein einziges Blatt in der Stammlösung vertreten. Das homöopathische Verfahren der Verdünnung und Verschüttelung in einem Labor für homöopathische Medizin stellt nun aus der Grundlösung die Potenzen für die Baum-Essenz her.

Der Mensch ist dreifaltiger Natur

Der menschliche Geist ist sehr komplex und vielseitig. Wenn er sich genau betrachtet ist er ein dreifaltiges Wesen. Körper, Geist und Seele gehören untrennbar zusammen. Der eine Bereich beeinflusst den anderen. Immer ist die menschliche Persönlichkeit im Wandel, nie bleibt sie stehen, immer verändert sie sich. Es gibt gute und schlechte Zeiten und besonders die schlechten haben nachhaltigen, negativen Einfluss auf die Persönlichkeit, den Körper und den Geist des Menschen. Dies wirkt sich dann auch im ganzen Leben des Menschen aus, denn alles wirkt zusammen. Nichts ist von einander getrennt.

Um sich aus diesen schwierigen Phasen herauszubringen, oder tief sitzende Mängel aus vergangenen Entwicklungsphasen zu lösen, aber auch um sich für die Zukunft zu stärken, gibt es für den Menschen, der nach Hilfe sucht, die Heilkraft der Bäume als sanfte ganzheitliche Medizin. Diese Medizin ist für den Therapeuten und den Laien gleichermaßen aufschlussreich, besonders auch über die Ursachen, die durch den Baum-Test und die betreffende Baumcharakteristik in der Literatur zu erfahren sind.

Die Baum-Essenzen und die Eigenschaften der menschlichen Seele

Die Struktur des Therapiesystems baut sich auf 25 (plus 26 Olivenbaum) Charaktereigenschaften des menschlichen Geistes, seines Denkens und seines Körpers auf. Diese Eigenschaften sind sehr komplex. Damit man sie ordnen kann, spiegeln sie sich im Modell der 26 großen Bäume.

Jeder Baum, im Baumkreis beginnend mit der mächtigen Kiefer, die ihr Seelenbild in der Überwindung der Trauer hat, bis zum großen fruchtspendenden Nussbaum, der die Fülle des durchlebten und durchlittenen Lebens zu schätzen weiß, findet der Mensch in den symbolträchtigen Geschichten über die Baumcharaktere seine Antworten in der bildlichen Sprache der Natur. In den Naturkräften der Baummedizin findet er die Antwort auf viele seiner Fragen, es liegt immer eine LÖSUNG darin.

Funktionsweise und Indikation

Homöopathie und feinstoffliche Heilkraft

Als die Medizin den grossen Schritt machen konnte, Substanzen aus der Natur in eine feinstoffliche Essenz umzuwandeln, hatten Therapeuten die Möglichkeit erhalten, ohne zu schaden, leichte, schwere und bösartige Krankheiten zu heilen. Die hoch verfeinerte Medizin (Homöopathie) aus den verschiedenen Mineralien, Pflanzen oder gar Giften öffnete die Tür zu einer ganz neuen Art des Denkens über Krankheit und Gesundheit.

Die Idee, Krankheit als Prozess hin zur Gesundung des ganzen Menschen zu begreifen, war ein Meilenstein in der Entwicklung der Menschheitsgeschichte. Der schwere Kampf, Krankheit und Tod besiegen zu müssen, bekam ein vollkommen neues Gesicht. Die Wissenschaft der Medizin verjüngte sich durch neue Denkprozesse.

Samuel Hahnemann (1796 Geburtsstunde der Homöopathie) war durch die ernste Frage „Wie kann der Therapeut dem Patienten nachhaltig helfen, ohne durch eine zu starke oder giftige Medizin zu schaden?" zu einem entscheidenden Schritt gekommen. Er fand durch die Rinde eines Baumes (im Falle des Experiments durch Hahnemann mit der Chinarinde) eine Ahnung von den grossen Heilkräften der Bäume. Ein weiteres Tor hatte sich aufgetan.

Der Arzt **Edward Bach** erfasste dann auch, mit feinstofflichen Kräften aus den Pflanzen und Bäumen die Seele des Menschen zu fördern, indem er die Psyche mit ihren Gefühlen und Sehnsüchten, mit ihrem Verlangen nach Harmonie und Bewusstsein in der Behandlung in den Mittelpunkt rückte (Bach-Blütentherapie).

„Krankheit wird nie durch anwesende materialistische Methoden kuriert oder ausgerottet, aus dem einfachen Grund, dass Krankheit in ihrem Ursprung nicht materiell ist. Krankheit ist im Wesentlichen das Ergebnis des Konflikts zwischen der Seele und dem Verstand und wird nie ausgerottet werden, außer durch geistige und mentale Bemühung."

Quelle, Zitat: Heal Thyself, Edward Bach, englischer Arzt (1886-1936)

Im Spiegel der Natur, ohne Nebenwirkungen

Viele Menschen, erfüllten sich nun einen Traum, sanft und ohne Nebenwirkungen die Heilkraft im Menschen auf tief greifenden, wenn auch nicht im herkömmlich „beweiskräftigen" Sinn zu fördern, gezielt zu behandeln und zu heilen.

Im Buch über die Bäume beschreiben die Autoren Doris und Sven Richter 25 Baumcharaktere. Der Mensch im Spiegel der Bäume erfährt über die Geheimnisse seiner seelischen Natur. Durch eine unaufdringliche und sanfte Beschreibung mit Symbolen, den Schlüsselbildern der erwachenden Seele, erfährt der Mensch vom Baum und der Baum erfüllt seine Natur, nicht nur Werkmittel Holz zu sein, sondern auch und besonders ein wertvolles Heilmittel durch das Wort zu sein. Der Mensch hält Zwiesprache mit dem Baum und seiner eigenen Natur. Er erfährt sich selbst im Spiegel der grünen Natur.

Hat er sich im Spiegel eines Baumes wieder erkannt, verhilft ihm die grüne lichtvolle und regenerierende Essenz des Blattes als Therapeutikum zu einem sanften Wachstum seiner Persönlichkeit. Es geschieht durch Überwindung von Schwäche, Krankheit, oder störenden Missstimmungen.

Starker Baum - Starker Mensch - Unüberwindlicher Geist

Nicht zuletzt ist in der Schöpfungsgeschichte beschrieben, dass der Mensch am Ende der Schöpfungstage in dem besonderen Garten neben die Bäume gestellt wurde. So komplex wie der physische Leib mit allen seinen physiologischen und anatomischen Strukturen ein Wunderwerk ist, so ist die menschliche Psyche wohl noch ein viel grösseres, nicht wirklich zu durchschauendes erstaunliches Ganzes.

Der Mensch ist ein Mikrokosmos im Makrokosmos. Und wenn er sich langsam im Laufe seiner langen Evolution begreifen und verstehen lernt, muss er sich auch immer wieder mit Krankheit und Gesundheit auseinandersetzen.

Im Grunde ist jeder Schritt hin zur Offenbarung des Ganzen immer auch ein Schritt durch die ungezählten Natur-Geheimnisse hindurch. Eine gute Arznei hat den Menschen immer schon geholfen, - trotz Widerständen -, sich für die grossen Geheimnisse zu öffnen. Viele Denker, Dichter, Maler und Künstler der Menschheitsepochen, grosse Leitfiguren waren auf dem Weg, uns allen das grosse Buch der Schöpfung, und die Seiten voller Offenbarungen, näher zu bringen.

Mächtige Geister, all die Genies der Menschheitsgeschichte stehen genau wie wir einfachen Menschen den Geheimnissen mit der Kraft der Anstrengung und Überwindung gegenüber.

Denn niemand kann lesen, ohne vorher geübt zu haben, die Zeichen und Worte, die Ziffern und Formeln in ihren Informationen und Botschaften zu verstehen.

Aber für das tiefe Verständnis über die Zusammenhänge und Geheimnisse der Natur braucht es den Willen zur Überwindung. Überwindung von Widrigkeiten, von Schmerz und Trauer, von Krankheit und Tod. Diese Überwindungen sind Prüfungen. Prüfungen müssen wir im Einzelnen aber auch im Ganzen in der menschlichen Gemeinschaft überstehen. Wir müssen unsere Hindernisse, Konflikte und Kämpfe durchleiden und überwachsen (siehe Vorbilder der Menschheit in der Baumheilkunde). Kein Opfer darf uns zu gross erscheinen. Und für all die Blessuren, ernsten Verletzungen, für Krankheit und Verwundungen und Narben, benötigen wir Mittel zur sanften aber tief greifenden Heilung.

Physische und psychische Stärkung

Die **Baum-Essenzen** können auch bei der Stärkung von Gehirn, Nerven, Gesichtszügen und Organfeldern helfend unterstützen. Dabei spielt ein Gleichgewicht zwischen Anspannung und Entspannung vom physischen Körper vom hormonellen Bereich des menschlichen Körpers bis zu dem australen (siderischen) Körper eine grosse Rolle. Auch die Auswirkung auf den spirituellen Körper durch Inversion, Stille, Meditation, Musik und anderen Künsten spielt eine wichtige Rolle.

Wir wissen seit **Paracelsus** (1493-1541), dass der physische Leib, der siderische Leib und der spirituelle Leib untrennbar im Leben verbunden sind und diese sich ununterbrochen nähren müssen. Wird ein Anteil vernachlässigt, erfährt es der Mensch im Körper und in seinem Gesicht, durch den spezifischen Ausdruck seiner selbst.

Möchte der Interessierte bestimmte Gesichtsausdrücke mildern oder auch Organsysteme in diesem Zusammenhang stärken, kann er die Baum-Essenzen als feinstoffliches Mittel der Wahl einnehmen.

Herstellung

Die Blätter von Bäumen werden zu bestimmten Jahreszeiten in Glasschalen gelegt und mit Quellwasser und Alkohol solange eingeweicht, bis alle Kräfte in einer Tinktur absiebbar sind. Dann wird die Urtinktur verdünnt und verschüttelt und dynamisch gemacht. In den verschiedenen Verschüttelungsvorgängen erlebt die Arznei ihre Kraftentfaltung.

Die fertiggestellte Essenz aus dem Blatt eines grünen Baumes ist vollkommen unschädlich in ihrer Wirkung und kann von allen Menschen zur Hilfe für den Fortschritt in kranken und gesunden Tagen eingenommen werden. Sie wirkt sofort sanft für Körper, Seele und Geist.

Botanik

Das Wunder der Bäume, wie funktionieren sie, wie können wir sie verstehen?
(siehe bei jeder Baum-Essenz unter der aufgeführten Rubrik Botanik)

Fragebogen

Ein Baum-Fragebogen und eine klar gegliederte Übersicht verhelfen zum raschen Auffinden der jeweiligen Baum-Essenz. (Fragebogen auch unter **www.praxisrichter.com**)

Träume

Die sanfte Medizin aus den Blättern der Bäume verhilft auch dazu, über die Träume als Zugang zur Seele weitere Klarheit im menschlichen Leben zu finden. Denn ein feinstoffliches Heilmittel wirkt immer auf allen drei Ebenen. Körper, Seele und Geist entfalten ihre eigenen Kräfte ohne Anstrengung und ohne Zwang.

Baumessenzen fördern die Kräfte des Unbewussten und machen das Land der Träume zugänglich (Traum-Wissen, Buch von Doris Richter zur Vertiefung):

Die feinstoffliche Energie der Blätter von Bäumen regen den Bewusstseinsstrom des Menschen an. Dadurch, dass sie das tun, ordnen sie die Kräfte im Fluss der Meridiane (Akupunktur), ordnen die Chakren ihre Energien und aus anthroposophischer Sicht(Rudolf Steiner) wirken sie klärend auf den Ätherleib ein.

Die Heilkraft der potenzierten Mittel hat immer eine Sofortwirkung auf die Träume des Menschen in der Nacht. Sie fördern auch das Erinnern an die Träume, welches unbedingt auch dazu aktiv benutzt werden sollte, Erkenntnisse aus den jeweiligen Bildern symbolischer Inhalte und Botschaften zu ziehen. Das Blatt am Baum selbst, z. B. eines Eichenbaums, hat eine rein physische Zusammensetzung, die sich in der Urtinktur in den verschiedenen Substanzen niederschlägt (Gerbstoffe, Alkaloide, etc.). Das Blatt hat auch, und dies ist etwas sehr besonderes, eine tiefgreifende Information über den gesamten Wasserdurchfluss im Laufe seines saisonbedingten kurzen Lebens. Diese Information beeinflusst unsere gesamte Zirkulation. Jene Art, wie das Wasser mit dem Licht im Blatt und im ganzen Baum kommuniziert und sich auch aus ihm heraus im wahrsten Sinne des Wortes „veredelt und dann zuletzt auch verdünnisiert", beeinflusst es auch unsere Art der Regeneration der Fließeigenschaften im Körper. Die Kommunikation des Blattes mit Licht, besonders auch mit Sternenlicht, also mit dem Odem und dem Klang des Kosmos, beeinflusst den Menschen in der Weite, aber auch in der Begrenzung seines Denkens.

Die Blätter der Bäume sind nicht nur Heilmittel für die Völker der Welt, wie es schon in der Offenbarung steht, sondern sie können auch durch die Verfeinerung ihrer Substanzen und Flüssigkeitsanteile die Funktion des menschlichen Bewusstseins in seinen Träumen ordnen und regenerieren. Der Baum ist nicht nur reines Heilmittel, sondern symbolträchtiges Mittel für den Traum als Brücke zwischen Realität und dem Bewusstsein hinter dem Verstandeshorizont.

DAS BAUMRAD AUS DEM BUCH „*DER GEIST IN DEN BÄUMEN
SPRICHT…!*"

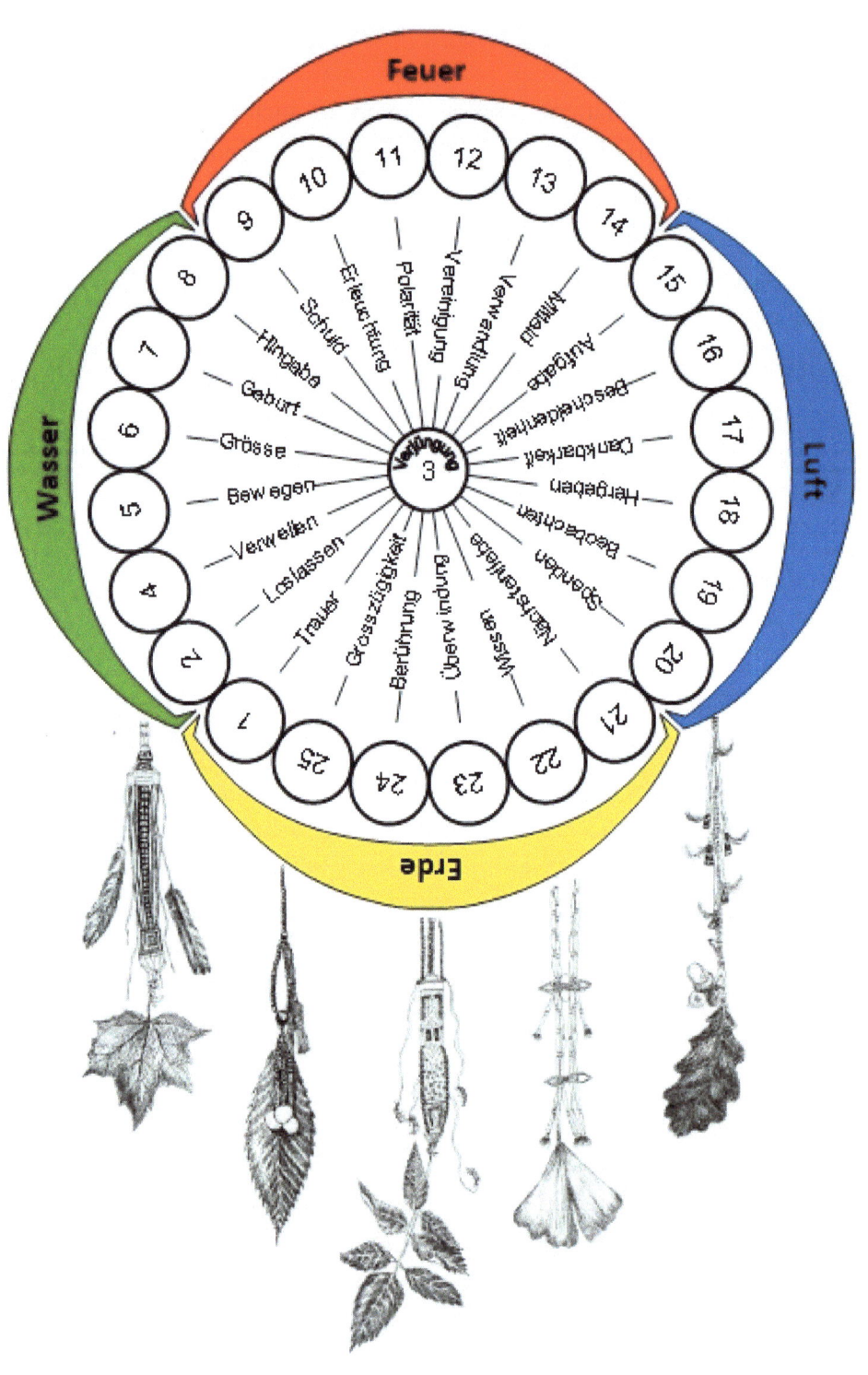

Verwendung und Einsatz

SO HELFEN BAUM-ESSENZEN

➡ Sie helfen körperliche und emotionale Schmerzen zu lösen.

➡ Sie geben sofort Erleichterung, wenn sich der Mensch mit einem anderen in den verschiedenen Ansichten und Meinungen verstrickt hat.

➡ Sie helfen Konflikte zu entspannen.

➡ Sie erweitern das Bewusstsein durch sanfte Entspannung der Chagrin.

➡ Sie erleichtern Herz und Kreislauftätigkeit durch Gefühlsentspannung.

➡ Sie wirken gezielt auf bestimmte Organfunktionssysteme des Körpers ein.

➡ Sie öffnen durch die nächtlichen Träume Türen zum Unterbewusstsein.

➡ Sie helfen die Konzentration zu steigern und verbessern dadurch die Fähigkeit, in die Stille zu gehen (Kontemplation, Meditation).

➡ Sie führen bei mehrmaliger oder gezielter Anwendung zur gesamten Stabilität.

➡ Auch bei tiefer liegenden körperlichen und emotionalen Leiden als Begleitung zu anderen Therapien können sie sehr wirksam sein.

➡ Sie sind, ähnlich wie die Bachblüten, vollkommen unschädlich.

➡ Sie sind seit 25 Jahren vielmals in den verschiedenen Konflikten und gesundheitlichen Belastungen der Menschen im Einsatz und deshalb erprobt.

➡ Sie sind wunderbare Werkzeuge für alle Freunde der sanften Medizin.

Einsatz von Baum-Essenzen im körperlichen Bereich

Nr. 1	**Kieferbaum**	Knochen, Sehnen, Gelenke
Nr. 2	**Tannenbaum**	Magen-Darmbereich
Nr. 3	**Eschenbaum**	Herzkreislaufsystem
Nr. 4	**Mammutbaum**	Kehlkopf, Sprachorgane
Nr. 5	**Lindenbaum**	Atmung u. Sauerstoff
Nr. 6	**Birkenbaum**	Urogenitalbereich
Nr. 7	**Kastanienbaum**	Venöses System
Nr. 8	**Birnenbaum**	Bindegewebe
Nr. 9	**Kirschbaum**	Darm und Becken
Nr. 10	**Eichenbaum**	Nerven und Knochen
Nr. 11	**Buchenbaum**	Muskulatur
Nr. 12	**Apfelbaum**	Hormone
Nr. 13	**Weidenbaum**	Nieren u. Sex.-Organe
Nr. 14	**Pappelbaum**	Rücken und Skelett
Nr. 15	**Ahorn**	Zellfunktionen
Nr. 16	**Lärche**	Lymphe u. Immunsystem
Nr. 17	**Haselnuss**	Nervenknoten, ZNS
Nr. 18	**Ulmenbaum**	Sauerstoffregulation
Nr. 19	**Gingkobaum**	Herz, Gefässe, Blut
Nr. 20	**Mandelbaum**	Eiweissstoffwechsel
Nr. 21	**Akazienbaum**	Nacken u. Schultern
Nr. 22	**Eibenbaum**	Verstoffwechselung
Nr. 23	**Lebensbaum**	Wasserhaushalt
Nr. 24	**Erlenbaum**	Drüsen u. Filtersysteme
Nr. 25	**Walnussbaum**	Venengeflechte, Blut
Nr. 26	**Olivenbaum**	Erschöpfung

Einsatz von Baum-Essenzen im seelischen Bereich

Nr. 1	**Kieferbaum**	**Gegen die Trauer**
Nr. 2	**Tannenbaum**	**Kraft durch Loslassen**
Nr. 3	**Eschenbaum**	**Altern heisst Verjüngung**
Nr. 4	**Mammutbaum**	**Befreiung aus Mauern**
Nr. 5	**Lindenbaum**	**Zu neuen Ufern**
Nr. 6	**Birkenbaum**	**Zu sich selbst finden**
Nr. 7	**Kastanienbaum**	**Dämonen vertreiben** (Beethoven-Syndrom)
Nr. 8	**Birnenbaum**	**Weisheit durch Schmerz**
Nr. 9	**Kirschbaum**	**Sinnvolle Etappenziele**
Nr. 10	**Eichenbaum**	**Weisheit durch Stille**
Nr. 11	**Buchenbaum**	**Spannungsbögen**
Nr. 12	**Apfelbaum**	**Verständnisfindung**
Nr. 13	**Weidenbaum**	**Tod und Wiedergeburt**
Nr. 14	**Pappelbaum**	**Schöne Aussichten**
Nr. 15	**Ahorn**	**Klare Spiegel**
Nr. 16	**Lärche**	**Durchlässigkeit**
Nr. 17	**Haselnuss**	**Geistiger Reichtum**
Nr. 18	**Ulmenbaum**	**Menschen-Charakter**
Nr. 19	**Gingkobaum**	**Richtig und Falsch**
Nr. 20	**Mandelbaum**	**Unruhiger Geist**
Nr. 21	**Akazienbaum**	**Gefahr im Dunkeln**
Nr. 22	**Eibenbaum**	**Krieg und Frieden**
Nr. 23	**Lebensbaum**	**Überlebenstraining**
Nr. 24	**Erlenbaum**	**Sehnsucht nach…**
Nr. 25	**Walnussbaum**	**Gewinnen erst später**
Nr. 26	**Olivenbaum**	**Ausruhen, es ist getan und zuende**

Dosierung und Einnahme

Die Baum-Essenzen können folgendermassen verabreicht werden

Bei **akuten** Bedarf:

Zwei bis dreimal täglich jeweils 10 Tropfen in etwas Wasser,

oder direkt auf die Zunge und etwas Wasser dazu trinken.

Die Behandlung kann einen Tag oder mehrere Tage fortgesetzt werden.

Die Baum-Essenzen können auch zusammen eingenommen werden

(z.B. Baum-Essenz Nr. 1, Nr. 10, Nr. 19).

Bei **langzeitlicher** Behandlung:

Jeden Abend vor dem Schlafengehen jeweils 10 Tropfen in etwas Wasser

oder direkt auf die Zunge und etwas Wasser hinterher trinken.

Die Behandlung kann Wochen oder auch Monate fortgesetzt werden.

Die Baum-Essenzen können auch zusammen eingenommen werden

(z.B. Baum-Essenz Nr. 2, Nr. 11, Nr. 20).

- Die Einnahme ist (wie bei den Bachblüten) ohne Nebenwirkungen.
- Bei Unsicherheiten kann ein ausgebildeter Baum-Essenzen-Therapeut zurate gezogen werden.

Die Behandlung mit Baum-Essenzen ersetzt im Krankheitsfall in keinem Fall den Arzt!

Wechselwirkungen

Da die **Baum-Essenzen** ganzheitlich wirksam sind, stärken sie zugleich auf feinstoffliche und dynamisierende Art den **Körper**, die **Psyche** und den **Geist**.

In der Komplementär-Medizin können die Baum-Essenzen auch zusammen mit spagyrischen Mitteln, homöopathischen Mitteln oder mit pharmazeutischen Mitteln eingenommen werden (wie es auch bei den Schüssler Salzen oder den Bachblüten möglich und allgemein üblich ist).

ÜBERSCHRIFT

Zur Vorbeugung helfen die Baum-Essenzen ebenfalls bei **Energiefluss-Störungen im Körper**.

Sie sind hilfreich für den **emotionalen Bereich**, besonders auch zur **Vorbeugung** von zwischenmenschlichen Belastungen oder sich anbahnenden **Konflikten**.

Die feinstoffliche Dynamik in den Baum-Essenzen fördern sanft die **Kräfte des Denkens** und der Vernunft. Sie **stärken den Willen** und fördern das **geistige Wachstum**.

Die Einnahme kann über mehrere Tage, Wochen oder Monate erfolgen.

Baumheilkunde-Systematik nach Richter

THERAPIE MIT BLÄTTERN VON DEN BÄUMEN

DAS HOLO-CYBERNETISCHE SYSTEM -
BAUMHEILKUNDE-SYSTEMATIK NACH RICHTER

Entstehungsgeschichte der feinstofflichen (homöopathischen)
Arzneien als Grundlage
zum Verständnis der Baum-Essenzen nach Richter

Der große Arzt und geniale Forscher Samuel Hahnemann

Samuel Hahnemann, dem grossen Arzt aus dem achtzehnten Jahrhundert haben wir es gestern, heute und morgen zu verdanken, dass Arzneimittel aus der Natur, vom stofflichen zum feinstofflichen Naturheilmittel umgewandelt, den Menschen für seine individuelle Gesundung zur Verfügung stehen.

Mit dem Schritt der Potenzierung* einer Substanz aus der Natur, den S.Hahnemann als erster Mensch bewusst durchführte, haben wir es geschafft, dass die Dynamis, oder das geistige Prinzip aus der Formgestalt entlassen wurde und als rein immaterielle Arznei auf den aus seiner Mitte geratenen Menschen hilfreich einwirken kann. Der klassische Homöopath benötigt die körperlichen, emotionalen und mentalen Symptome, um die Mittelwahl zu treffen. Im Laufe der Jahre verwandelte sich jedoch, durch die praktische Arbeit an den Hilfesuchenden, die Einstellung oder der Denkprozess über Krankheit und Gesundheit des Menschen. Von Hahnemann angeregt, der grossen Wert auf die Ursachenforschung legte, findet der Therapeut im Laufe der Zeit immer tiefer in die Geheimnisse der Lebenskraft hinein. So entwickelte sich die Behandlung in Richtung „Hindurchführen" des Kranken, durch die Krankheit hindurch, weiter zur Prophylaxe und noch weiter zur Entfaltung der gesamten Persönlichkeit hin. Deshalb wurde es auch nötig, die Arzneimittellehre durch ein tieferes Verständnis der betreffenden Substanzen zum Geistigen hin zu ergänzen.

Jedes Heilmittel hat die eine Seite der Krankheitszeichen, die sich im biologischen Organismus bei einer bestimmten Disposition ausbreiten in sich. Jedoch die andere Seite, und diese sollten wir ebenso bestimmt beachten, ist die Entfaltung der dynamischen Kräfte zur Vollendung des biologischen Organismus und des in ihm innewohnenden Geistes. Wie beim Zeichen des Tao gibt es die Seite der Symptome und individuellen Zeichen und auf der anderen Seite die Entwicklung des Körpers, des Gemüts und des Geistes zur Vollendung hin. Durch diese beiden Kräfte entsteht dann das Dritte, das „Fruchtbare Zeichen", welches sich auch im Werk des Menschen ausdrücken wird.

„Visionäre" Homöopathie

Es wurde im Laufe der Zeit durch uns die Anstrengung unternommen, für die wichtigsten Heilmittel der Homöopathie die Visionen, bzw. Entfaltungskräfte bis zur Vollendung hin aufzuzeichnen. Durch diese Arbeit, die heute noch nicht als abgeschlossen gelten kann, galt es nun, die Bilder bzw. Symbolgeschichten aufzuzeichnen. Denn der menschliche Geist versteht das Geheimnis der Schöpfung nur durch Gleichnisse oder symbolische Bilder. Es entstanden Arzneimittelbilder, die genau nicht vom Verfall oder der spezifischen Zersetzung des biologischen Organismus Zeugnis ablegten, denn diese gab es schon und sie sind jedem Homöopathen durch die einschlägige Literatur zugänglich. Als Ergänzung zu den körperlichen, emotionalen und mentalen Symptombildern entstanden Arzneimittelbilder, die aufzeigen konnten, wie die Entwicklung der Idee zum Guten, Wahren und Schönen hin (vergl. Philosoph Plato) im individuellen Menschen zu gestalten war, durch eine sich im Organismus des Menschen ungehindert entfaltende Dynamis der feinstofflichen Arznei im Geiste Hahnemanns.

Mit der berühmt gewordenen Chinarinde, die der Arzt und Forscher Samuel Hahnemann im Selbstversuch einnahm, um die Wirkung an sich selbst als einem Gesunden zu erfassen, begann seine grosse persönliche Wende im Leben. Und auch bei unserer Erforschung des Heilmittels China officinalis (Chinarinde) entstand etwas Tiefgreifendes, nämlich die Kraft, bewusst die Aufmerksamkeit auf die Bäume als Heilmittel hinzuwenden, damit sich der Mensch ausdrücklich zu einem formvollendeten Wesen, auch in seinem Denken und Wissen, in seinem Suchen nach der Wahrheit, entfalten kann. Gibt es überhaupt ein mächtigeres Symbol als den Baum für den Menschen?

Die andere Art der Baumheilkunde

Der Dialog mit dem Baum als Symbol für die Menschheit begann. Im Anhang findet der interessierte Leser das Chinabild klassisch homöopathisch aus der Literatur geschildert und ergänzend in seiner geistigen Dynamis dargestellt.
Lässt der Leser sich auf die mythologisch verfasste Geschichte und deren Symbole ein, erfährt er von dem Baum, seinem Wesen und dem Baum im Menschen, der sich vollenden kann. Im Laufe der Erfahrungen mit den Heilmitteln entwickelte sich Struktur und Ordnung durch Gesetzmässigkeiten. Diese wurde als System der 25 grossen Charakter-Bäume, als Spiegelungen der menschlichen Charaktere sortiert und in ein standfestes System gebunden. Im Buch „Der Geist in den Bäumen spricht ..." JOY Edition Verlag für Wort und Schrift, werden die Charaktere in positiver Ausdrucksweise und symbolisch beschrieben. Wir haben es hier mit der Natur der menschlichen Seele zum Guten hin zu tun und deshalb finden wir nur in der Kurzcharakteristik eine negative Seite des Baumes als Spiegel zum Menschen.

Die Evolution des Holo-Cybernetischen Systems*

Für viele Leser und Anhänger der Baumheilkunde und für die Freunde der Baum- Essenzen wuchs im Laufe der Jahre der Wunsch, die Erkenntnis über die Charaktere nicht nur geistig sondern auch im handfesten praktischen Sinne weiter auszudehnen. Deshalb entstand neben den Kurz-Beschreibungen der Charaktere eine umfassende Übersicht der partnerschaftlichen Konflikte, die sich in ihrer ganzen Komplexität im Buch „Orientierung in der Partnerschaft, Verlag JOY Edition" darstellen.

Hartnäckige zwischenmenschliche Konflikte stehen der seelischen Entwicklung des Menschen oft im Wege. Dies ist besonders dann von Bedeutung, wenn der Konflikt in einer mitmenschlichen Beziehung nicht wirklich zum Besseren hin überwunden werden kann. Genau dann fällt der Mensch durch Stagnation in seiner Entwicklung zurück. Er entwickelt vielleicht auch Krankheiten durch die chronischen Konfliktbelastungen und diese zeigen sich bald in ihren verschiedenen Stadien im mentalen, emotionalen und physischen Bereich, dies sogar genetisch über die Generationen der Menschen hinweg.

Im Buch „Orientierung in der Partnerschaft", eine Abhandlung über alle tiefer greifenden Konflikte, findet der Leser klar und deutlich strukturiert alle wichtigen Konflikte und er selbst als Leser ist in der Lage, durch einen einfachen Test herauszufinden, an welchem belastenden Konfliktgeschehen er leidet. Er findet den tieferen Sinn in diesem Konflikt, erfährt welche Entwicklungen er zu machen hat und lernt auch den geistigen Hintergrund eines jeden Konfliktes erkennen. Möchte der Leser weitere Unterstützung haben, kann er sich mit Hilfe der Baum-Essenzen selbst zur Lösung seiner persönlichen Hemmnisse und zur Gesundung seines Wesens hinführen. Viele Menschen, die sich in dieses System eingearbeitet haben, eventuell auch die Partnerschafts-Apotheke im Notfall zu Hause haben, konnten uns dies durch ihre Erfahrungsberichte im Laufe der Jahre bestätigen.

Die Verknüpfung als Netzwerk bildende Substanz

Wie in dem Buch über die Bäume als Spiegel für den Menschen und seinem Charakter haben wir auch die Konflikte im Buch mit Zahlen strukturiert. Dadurch kann sich eine deutlich vorliegende Ordnung erkennbar machen. Dasselbe gilt für die jeweiligen Kapitel. Auch ihre Anordnung und deren Zahlenordnung ist nach einem System strukturiert. Zum Beispiel spiegelt Kapitel 1 im Buch der Baumheilkunde den Baum Kiefer Nr. 1 in einer tiefer liegenden Komplexität des Themas Trauer wieder. Kapitel 1 im Buch „Orientierung in der Partnerschaft" spiegelt den Kieferbaum und den Konflikt Nr. 1 Abwertung in seiner ganzen Komplexität wieder und kann vom Inhalt her als Brücke über die verschiedenen Bücher hinweg in den Denkprozessen über die betreffende Thematik verbunden werden. Diese Möglichkeit zur Verknüpfung der Themenkreise regt den Studierenden an, komplexe Zusammenhänge der menschlichen Existenz und des Lebenskampfes ganzheitlich zu begreifen. Der Prozess der Entschleierung der Wahrheit ist ein mächtiger Prozess der Gesundung für jeden Menschen. Es ist für die Menschen gedacht, die sich nicht scheuen Anstrengungen zu wagen und Denkprozesse zu erneuern.

Die Ordnung durch Zahlen

Zahlen sind die strukturgebenden Hinweise auf die 25 Baumcharaktere. Zahlen ordnen die 25 spezifischen Konflikte. Zahlen geben die Ordnung der 25 mythologischen Geschichten des Hörbuchs an. Der Leser findet in den 25 Erklärungen zu den 25 Geschichten einen tiefen Einblick in die menschliche Gemeinschaft und die Ordnungsstrukturen über die betreffenden Baum-Zuordnungs-Zahlen führen uns dort zu den chemischen Elementen, also zu seiner Chemie oder dem Sternenstaub des Menschen, zu den Meridianen der chinesischen Medizin, zu den menschlichen Gehirnteilen, zu den Lebensjahren in der Kindheit, zu den Projektpfeilern im Beruf, zu seinen persönlichen Genies als Vorbildfunktionskraft hin (siehe verschiedene Ordnungs-Tabellen des HCS).

Die Zahlen 1 bis 25 als vereinfachte Symbole, die in ihrem Hintergrund jedoch ein holographisches Universum verbergen, lassen uns die Möglichkeit entwickeln, in sehr grossen, äusserst komplexen Systemen spielerisch umher zu wandeln, ohne uns in ihnen zu verlieren.

Durch das Zeitfenster (unser individuelles Geburtsdatums, z.B. 13.10.1957) und den individuellen Persönlichkeits-Garten können wir durch die Bäume in diesem Garten einen Einblick bekommen in unser Lebenswerk hinein. Wir erfahren über die Möglichkeiten und Hemmnisse auf unserem Lebensweg (siehe Abbildung HCS Leo Tolstoi).

Das Holo-Cybernetic-System als Rechensystem, welches wir als persönlichen Spiegel durch den Computer erfassen und deuten, ist eine höchst individuelle Übersicht, mit der die Persönlichkeit ein Reflexionsorgan in die Hand bekommt, welches die Möglichkeit bietet, die körperliche, emotionale und seelische Ebene bis auf den Grund zu durchleuchten. Wir gehen mit Bewusstsein durch unseren Lebensgarten. Durch diesen Bewusstwerdungsprozess, der durch die Reflexion entsteht, ist es möglich, sich von alten Verhaltensmustern, welche teilweise noch aus dem Ahnengrund mütterlicherseits und väterlicherseits bis in unsere aktuelle Lebenszeit hineinwirken, zu befreien.

Auch können wir schnell und sicher einen Spiegel über Partnerschaft und Evolution des Bewusstseins in der zwischenmenschlichen Beziehung erfassen und dem Interessierten erläutern. Wir zeigen die chemischen Elemente auf, die besonders mit unserer physischen und emotionalen Entwicklung zu tun haben und verstehen uns als Stern im grossen Universum des Geistes.

Die Beziehung der Psyche zum jeweiligen Organ und die Beziehung der Gehirnareale und unsere metaphysische Entwicklung durch die mythologischen Geschichten sind ebenfalls in diesem System mit einem Blick zu erfassen.
Die 25 mythologischen Geschichten, die über das Hören eine innere Vorstellungswelt eröffnen, haben nicht nur einen sehr entspannenden Einfluss auf den Hörer, sondern sie wirken auch durch den Energiefluss (Gehirnwellen) auf das Nervensystem des Menschen ein.

Alphawellen im Gehirn

Wenn der Hörer die Augen schliesst und jedes intellektuelle Denken vermeidet, sind die so genannten Alphawellen (8-14Hz) im Gehirn am wirken. Alphawellen sind oszillierende elektrische Ladungen im Gehirn. Sie tauchen in der Entspannung auf, auch bei geschlossenen Augen und bei ausgeglichenen Menschen sowie in der Meditation. Charakteristisch für diesen Zustand, in dem diese Wellen in uns wirken, sind angenehme Empfindung, ruhiges, fliessendes Gewahrsein, Offenheit und angenehme Stimmung und ein Gefühl der Integration von Körper, Gemüt und Geist. Alphawellen stabilisieren und gleichen aus. Wenn wir gesund und stressfrei sind, produzieren wir vielfach Alphawellen. Fehlt bei uns Menschen überwiegend die Alphawellenaktivität, dann kann das ein Zeichen für Stress, Kummer und Sorgen, nervöse Störungen oder sogar einer nervlichen Erkrankung sein. Alphawellen werden in Mentaltechniken genutzt und in drei verschiedene Frequenzbänder eingeteilt.

„Alpha Wellen entsprechen dem wachen, aber entspannten Bewusstsein, Beta Wellen intensivem und analytischem Denken. Theta Wellen entstehen normalerweise nur im Traumzustand und manchmal in Zuständen intensiver Kreativität, und Delta Wellen sind normalerweise nur im Zustand des traumlosen Tiefschlafs zu beobachten. Alpha und Beta Wellen sind also dem grobstofflichen Reich zugeordnet, Theta Wellen dem feinstofflichen und Delta Wellen dem kausalen Reich. Man könnte auch sagen, dass Alpha und Beta Wellen Ich Zustände anzeigen, Theta-Wellen Seelen Zustände und Delta Wellen Geist Zustände. Delta-Wellen haben vermutlich etwas mit dem Zustand des reinen Zeugen zu tun, den die meisten Menschen nur im traumlosen Tiefschlaf erleben ...“
Zitat von Ken Wilber (1949), wichtiger Vertreter der transpersonalen Psychologie und Autor zahlreicher Bücher

Alles ist Bewegung. Auch in unserem Kopf und wenn wir das wissen, können wir positiv auf die Dynamik in unserem Inneren Einfluss nehmen.
Noch eine weitere Möglichkeit mit dem Hörbuch umzugehen, damit sich etwas in unserem Gehirn entfalten kann, besteht darin, sich nach dem HCS die Geschichten auszusuchen, die mit den Zahlen des persönlichen Geburtsdatums eng zusammenhängen und diese Geschichten immer wieder zu hören, damit sich die Zonen des Gehirns als Spiegel zum individuellen Bewusstsein des Menschen entfalten können (Beispiel 13.10.1957 13,10, und 22 als Quersumme der Zahl 1957).

Erst wenn man der gesamten Geschichte mit voller Aufmerksamkeit und ohne Ausfälle folgen kann, ist die Fähigkeit der besonderen Verknüpfungen über die Bilder entstanden.
Wenn der Leser sich nach dem Hören noch gezielt mit den jeweiligen Erklärungen 1 bis 25 im Buch auseinandersetzt und die Persönlichkeiten beachtet, jene besonderen Zitate von grossen Geistern mit einbezieht, als Reflexionen zu seiner eigenen Individualität, dann beginnt sich etwas tief Greifendes in ihm zu entfalten, - etwas, was ganz deutlich seinen Lebenshorizont auf sanfte Weise erweitern wird. Er sieht sich als ein wichtiger Teil im grossen Ganzen und erfährt sich aufgerufen, nützlich und wertvoll darin.

Das Geheimnis des Lauschens

Das Ohr wird durch das Hören und das im Inneren lauschen dürfen ein äusserst wichtiges Organ und es verbindet uns alle mit einer anderen Dimension des Denkens, Handelns und Fühlens. Wir beginnen über die materielle Grenze hinweg Kontakt aufzunehmen.

Wir alle wissen, das Ohr ist das ungeschützte Organ des Menschen. Ganz anders als bei Eisbären. Denn Eisbären können ihr Ohr jederzeit vor der Kälte der Welt verschliessen. Schon nach dem vierten Monat als Embryo ist unser Ohr so gut wie perfekt für unseren Lebensgang vorbereitet. Von dieser Zeit an, im Mutterleib sind wir dem Schall, jedem disharmonischen Ton auf Gedeih und Verderb ausgeliefert. Er kommt und geht und wirkt durch uns hindurch. Die Augen kann der Mensch schliessen. Wird der Geruchssinn angeregt oder auch unangenehm belästigt, genügt es meistens, sich näher hinzuwenden oder sich abzuwenden. Ganz anders ist es beim Ohr. Denn es ist immer für alles was tönt und schwingt offen. Das Hören ist wie jede Sinneswahrnehmung, eine komplexe und selektive Wahrnehmungsleistung und nur durch Verschiebung der Aufmerksamkeit können wir etwas gezielt verändern. Wir hören dann und doch hören wir nicht auf störenden äusseren Klang. Oder anders gesagt, wir lauschen und durch das Hinzuwenden zum Inneren hin finden wir dann.

Über das Ohr lässt sich das Innerste eines Menschen erreichen. Über das Ohr sind die Gefühle selbst unmittelbar aktivierbar. Über das Lauschen und durch das Verbinden durch den Ton, durch das uns anregende Wort, lässt sich im Inneren eine Wandlung erreichen.

Mensch, Ohr und Bewusstsein

Der Mensch hört auf Worte, auf Rufe, technisch erzeugte Signale oder auch auf Naturlaute. Wenn diese akustischen Ereignisse ihn etwas angehen, dann reagiert er.

In einer Rede, die klar akzentuiert ist und Wissen oder Ansichten über Wissen und Erkenntnis vermittelt, wird die menschliche Vernunft, also auch sein Verstand angeregt. Durch das Hören einer mythologischen Geschichte, in welcher der Mensch durch Worte zu inneren harmonischen Bildern angeregt wird, ist der menschliche Geist auch aufgerufen, zu einer inneren Ordnung zu gelangen, von der ihn gerade der oftmals zur Analyse geneigte Intellekt vielleicht abgehalten hat. Wie bei der Musik, wo das Hören nur um des Hörens hohen Willen ist, entspannt sich der Mensch und ordnet sich durch den Einfluss von Harmonie im Ganzen.

Wir alle wissen: Der Unterschied zwischen Musikhören und dem Reagieren auf akustische Signale ist gewaltig. Er bewegt ganz unterschiedliche Emotionen, Gedanken, Handlungen. Es bewegt den ganzen Menschen und entsprechend auch beeinflusst es bestimmte Gehirnareale. Das bewusste Lauschen richtet den Menschen zur Verjüngung hin aus, denn er regeneriert sich, ... und er wandelt sich zur höheren Ordnung hin.

"Die Musik ist eine unbewusste Übung in der Arithmetik, bei der der Geist nicht weiß, dass er zählt."
Gottfried Wilhelm Freiherr von Leibniz (1646 – 1716), Mathematiker, Philosoph, Sprachforscher, Universalgelehrter

Leibniz als Universalgelehrter und als der universale Geist der damaligen Zeit neben Newton baute den Plan einer umfassenden Symbolsprache auf. Er nannte sie *Characteristica universalis*. Das gefundene Gedanken- und Zeichenalphabet wollte er als eine Art von allgemeiner Algebra verstehen. Dem Rechnen kam im Denken von Leibniz eine zentrale Rolle zu. Es ist deshalb nicht überraschend, dass er eine Rechenmaschine schuf. Mit der *Characteristica universalis* sollte das Denken im Menschen zu einem strukturierten Vorgang werden. Die Characteristica universalis sollte mit Hilfe der Symbolsprache das Hilfsmittel zu einer enzyklopädischen Erfassung des gesamten menschlichen Wissens sein. Er sagte: *„In dem Gott rechnet und seinen Gedanken ausführt, entsteht die Welt. "*

Die Musik hat sich durch die Jahrhunderte zu einem besonderen Medium entwickelt, nämlich nur noch mit Hören auf das Gehörte zu reagieren. Dies geschieht in unserem Inneren, denn der Körper antwortet nicht mehr als Reaktion eines von aussen sich aufdrängenden Signals. Je reifer die menschliche Seele im Körper voranschreitet, umso mehr erwacht der Wunsch, harmonischen Klängen, zum Beispiel Mozarts, Bachs oder Beethovens Kompositionen, zu lauschen, um sich in die Harmonie der Klänge zu vertiefen. Immer mehr bewegt sich etwas in seinem Inneren, verborgen vor den Augen der Welt und entfaltet sich. Die Sprache in einer Sinn spendenden, harmonisch bewegten Abfolge von Worten, die lichtvolle, farbige Bilder erzeugen und menschliche Geheimnisse berühren, Fragen aufgreifen und Antworten finden. Diese besondere Art von Verständigung ist ein grosses Medium für die moderne Entwicklung des menschlichen Geistes zur Seelenfindung hin.

Rechnen erlebt sich selbst durch Hinwendung zur Ordnung. Musik entdeckt sich durch die Ordnung. Grossartige Musik ist immer auch, wenn das Ohr sie vernimmt, ein wunderbares Gefühl, getragen durch die hohe Kraft der Ordnung, dem Geist der Harmonie. Man muss nichts vom wohltemperierten Klavier, oder von der Kunst der Fuge, in der Musik von Bach verstehen, um den Klang ganz auf sich wirken zu lassen. Musik wird immer - durch die Harmonie verschenkt - dem menschlichen Herzen verständlich sein. Ebenfalls wird durch die entwickelte Sprache, in der Sinnbilder und Symbole wie harmonische Bilder wirksam sind, dem Menschen zu seiner ganzheitlichen Entwicklung geholfen werden, sich aus alten Begrenzungen vollständig zu befreien. Es geschieht ganz, wie es schon seit Jahrhunderten durch die Kunst der Musik geschieht. Wundervolle Musik ist nicht nur einfach zu hören, sondern im Menschen beginnt mit dem ersten bis hin zum letzten Ton ein im Inneren sich abspielendes Exerzitium. Das was mit Musik geschieht, das kann auch mit der menschlichen Sprache geschehen. Und besonders dann, wenn das Wort durch das Lesen, also durch das Sehen nicht erfasst werden muss. Wenn der Intellekt einmal einfach ruhen darf, dann kann die Kraft des Wortes erlauscht und im Inneren kultiviert in den menschlichen Geist vordringen und vermag von da aus die Seele zu berühren.

Zuerst waren da die Bilder aussen, durch die äusseren Sinne erfasst. Dann entwickelten sich die Bilder innen, damit die Welt nicht nur im Äusseren zu erfassen ist, sondern auch im Inneren das Tor zu einer anderen Welt geöffnet werden darf. Wenn die äussere Welt mit der inneren Welt eine Verbindung erschafft, dann kann die Harmonie der inneren Welt auf die Strukturen und Begrenzungen der äusseren Welt auf sanfte Weise einwirken und durch die Wandlung eine wundersame Übereinstimmung bringen.

„Das Auge führt uns in dieser Welt, das Ohr führt die Welt in uns hinein."
Lorenz Oken (1779-1851), deutscher Mediziner und Naturforscher

Ordnung und Zahl - Harmonie und Poesie im Wort

Das Lauschen lässt Bilder entstehen und Bilder entwickeln Vorstellungswelten. Träume, die auf bewusste Weise zum Verständnis führen, bringen den irdischen, auf die äussere Welt bezogenen Menschen zu einer anderen Sicht der Dinge. Es geschieht durch die herabsteigenden sanft einwirkenden Mächte der Seele, sie berührt den lauschenden menschlichen Geist. Alles verbindet sich und es geschieht durch Harmonie in ihm.

Gegensätze können nicht mehr stören, ganz im Gegenteil, sie ergänzen sich, finden zur Vereinigung und erzeugen das Eine, was vorher immer nur etwas Drittes gewesen war. Wir erleben die Auferstehung der Kraft der Synthese.

Das Wort Synthese bedeutet die Vereinigung von Teilen zu einem Ganzen. Es zeigt die Verbindung gegensätzlicher Dinge zu etwas Neuem auf. Harmonie ist ein prägender Begriff der Philosophie von Leibniz und er beschreibt die Kraft der Harmonie als Summe von unendlich vielen, unendlich kleinen Krafteinheiten. Er bezeichnet sie mit dem bedeutsamen Wort Monaden. Monaden (lat. monas: Einzelheit, Einheit) sind die Urbestandteile der Weltsubstanz. Diese Urbestandteile wurden durch den Ur-Schöpfer vereint und halten die Welt zusammen und im Gleichgewicht.

Diese Vereinigung findet auch durch die Geschichten in unserem Gehirn statt.
Im HCS finden wir die Synthese von dem Ursymbol Baum mit der zum Baumcharakter passenden Zahl. Die partnerschaftlichen Konflikte tragen ebenfalls zur Ordnungsbildung ihre Zahlen. Die Geschichten zum Hören sind in Zahlenreihen geordnet und verbinden sich mit den Themen der Baumcharaktere und den zwischenmenschlichen Konflikten, spirituellen Tugenden sowie den Gehirnarealen (siehe Tabellen). Alles hat seine Ordnung. So können die geneigten Leser und Studierenden alles einfach miteinander verbinden. Denn sie müssen immer nur bis zur Zahl 25 zählen und berühren durch diese Verknüpfungen ein universelles Netzwerk und tiefe universelle Zusammenhänge des Menschen. Die Studierenden denken nicht mehr überwiegend linear sondern aus einer zentralen Mitte heraus. Sie denken vernetzt und dies schärft die Art und Weise, ihre Denkprozesse zu kristallisieren. Die Kristallisation des menschlichen Denkens ist die Basis für seine, über die Vernunft hinausreichende Kraft der Intuition. Verbinden sich Vernunftkräfte (Vivek heisst im Sanskrit, der indischen Ursprache, Unterscheidungsvermögen), durch einen klaren Intellekt gefördert, mit den Kräften der Intuition, dann entsteht im Menschen der Fluss der hohen Gnade, um darin ein wahrer Schöpfer seines Individualprozesses zu sein. Der Mensch ist von da an individuell und dennoch ganz im Gemeinschaftswesen. Durch sein Gelingen entsteht in ihm ein tiefes Vertrauen zu sich selbst und das grosse, äusserst wichtige Vertrauen zur Gemeinschaft in der Menschenfamilie und in der gesamten Schöpfung.

Die Gnade ein Vorbild zu haben

Wer sich noch weiter formen will, kann sich auch noch weiterbilden, indem er sein betreffendes menschliches Vorbild findet und in einem fortschreitenden Prozess der Erkenntnis Schritt für Schritt verinnerlicht.

Hier ein Beispiel*: Ein Mensch findet sich im Baum-Charakter Kiefer wieder. Er versteht den zwischenmenschlichen Konflikt Abwertung durch Bewusstwerdung der Umstände zu überwinden und wirkt durch das Hören der Geschichte „Die Traurige Frucht des Haders" modellierend auf sein Frontalhirn (Präfrontalen Kortex) ein. Er holt sich weitere Inspirationen in der betreffenden Erklärung Nr. 1 und stimmt sich auf Menschen mit Vorbildfunktionen ein. Dann kann er sich jedoch gezielt noch weiter durch den grossen Kieferbaum-Genius Lew Tolstoi, im Kiefer-Charakter lebend, wirkend und sterbend, angeregt, eine Kraft durch das Vorbild schenken lassen. Der Leitstern dieser durch das Leben gereiften Persönlichkeit Tolstoi`s zeigt ihm den Weg, strahlt in Abschnitten von Dunkelheit und inspiriert ihn, und das ist von grosser Bedeutung: den eigenen Genius im Inneren seines Geistes zu finden und zu kultivieren. (*Seminare auf DVDs - Leitsterne , wie auch im Einführungs-Seminar über das Holo-Cybernetische System erwähnt, siehe unter www.praxisrichter.ch., DVD Shop)

Samuel Hahnemann war ein grossartiger und sehr mutiger Streiter für die Wahrheit. Besonders im medizinischen Bereich wollte er zu neuen Ufern segeln. Er suchte nach einer sanften, tief greifenden Methode zur Unterstützung und zur Heilung der Kranken. Er entwickelte die Lehre der Miasmen (kommt aus dem Lateinischen und bedeutet sinngemäss Ausdünstung) und stürzte sich in die Arbeit die chronischen Erkrankungen der Menschheit zu erforschen, zu behandeln und darüber zu lehren. Ein mächtiges Tor in eine andere Dimension der Bewusstheit ging für ihn und die Menschheit auf. Er stand mitten im Kampf, denn die Wahrheit zu enthüllen, das bewirkt immer einen grossen Tumult in der Welt der Dualität. Doch sein Grosser Verbündeter hielt schützend die Hand über ihn, so dass seine Lehre sich über den ganzen Globus und über die Jahrhunderte hinweg entfalten konnte. Friedrich Christian Samuel Hahnemann erblickte am 10. April 1755 in Meissen das Licht der Welt. Nach einem Kampf für die Gesundung der Menschheit und nach einem langen bedeutsamen Leben durfte der Genius in ihm sehr zufrieden sein, als seine Hülle von seinem Spirit, seiner Seele, dem Lebensfünklein am 02. Juli 1843 verlassen wurde.

„Homöopathische Dynamisierungen sind wahre Erweckungen in natürlichen Körpern der verborgen gelegenen arzneilichen Eigenschaften."
Zitat von S. Hahnemann über das Wirksamkeitsprinzip

Das Genie im Birnenbaum (Samuel Hahnemann) hat durch sein Leben einen für ihn und seinen Charakter passenden Zeitraum erhalten, in dem er in seinem besonderen Garten wirken konnte. Wer von Ihnen, liebe(r) Leser(in), sich in diesen grossartigen Geist spielerisch vertiefen möchte, kann dies mit der DVD Leitsterne Nr. 8. (siehe auch Buch „Feinstoffliche Arzneimittel" von Doris Richter). Das Genie Samuel Hahnemann im Spiegel des Birnenbaumes wird dort eingehend beschrieben und erklärt und zeigt das besondere Leben eines grossen Heilers auf. Er (der Leser) wird viel Inspiration erhalten, endlich eine verständliche Vertiefung des Geheimnisses der Homöopathischen Therapie erfahren und ein lichtes Band der Achtung und Zuneigung zu diesem grossen Menschheitslehrer, einem wahren Regenbogenkrieger, entwickeln. Hahnemann wurde durch einen Baum und dessen Rinde von seiner Verzweiflung geheilt.

Das Arzneimittelbild China officinalis, die Botanik undAllgemeines

als Beispiel nach klassischer Symptomauflistung aus einschlägiger Literatur zusammengestellt und wie sie sich auch in unserer Praxis zeigte (deshalb die verkürzte Auflistung der Symptome nach Clarke etc.) und als mythologische Bildergeschichte erzählt:

China officinalis:
Cinchona officinalis
Perurindenbaum
Chinarindenbaum
Jesuitenrinde
Tinktur der getrockneten Rinde

Botanik

Der elegante Baum von 15 bis 25 m Höhe mit rotbrauner Rinde und dichter Krone ist in Südamerika heimisch, hauptsächlich in den östlichen Anden. Er liebt ein wechselvolles, feuchtes Klima und eine mittlere Temperatur von 12° bis 20°, er findet diese Verhältnisse besonders in Höhen von 1600 bis 2400 m, wächst aber herab bis 600 m und bis in die Höhe von 3400 m.
Der immergrüne Baum steht einzeln und ragt über den Urwald empor. Seine Blätter sind eiförmig gestielt, oberseits dunkelgrün, im Alter oft unterseits rot.
Der aus der Wunde der Borke fliessende Saft, der schnell milchartig wird, färbt sich bald rot, daher der Name „succirubra". Verwendet wird die getrocknete Rinde junger Stämme und Äste.

Arzneimittelprüfung

HAHNEMANN führt in der RAML (Bd. 3, S. 427) 1825 eigene und 716 fremde Beobachtungen an.
ALLEN (Materia medica, Bd. 10, S. 182) führt insgesamt 75 Prüfer auf, wobei an der Spitze HAHNEMANN steht.
Es handelt sich also um ein umfassend geprüftes Mittel, wobei die Prüfungen von 1790 (HAHNEMANNS Selbstversuch) bis 1929 (WESSELHOEFT-DONNER) sich erstrecken.

Arzneiwirkungsbild

Stauffer zeichnet das Wirkungsbild von China auf: „China wirkt auf das Blut, entschiedener noch auf das Gefäßsystem, ferner auf die Verdauungsorgane und das Nervensystem. Ihr Hauptangriffspunkt sind Leber und Milz."
Anämische, nervöse und sexuelle Schwäche nach dem Verlust organischer Säfte .
Erethismus mit periodischen Wallungen und Neigung zu Blutungen.
China ist nicht nur ein Heilmittel für Zustände nach Blutungen; es ist auch ein Heilmittel gegen Blutungen.
Verdauungsschwäche mit Hypersensibilität, Atonie und Flatulenz, periodische Fieberzustände, Schmerzzustände.
China ist gekennzeichnet durch Überempfindlichkeit und Schwäche. Dies erinnert an die reizbare Schwäche von Phosphor (wir Homöopathen vergleichen stets) Hautkrankheiten, harnsaure Diathese.

Allgemeines

Schmerzen in den Gliedern
erregte oder verschlimmerte Schmerzen und Beschwerden durch Berührung oder nachts
Beschwerden von Quecksilbermissbrauch und Teegenuss
erysipelartige Schwellung
krampfhaftes Muskelzucken in verschiedenen Teilen
Nachteile von Ärger oder nach heftiger und erschöpfender Krankheit
Abneigung vor geistiger und körperlicher Arbeit
grosse Empfindlichkeit gegen Zugluft

Causae (lat. Ursache)

Säfteverlust
Masturbation
Frost
Zorn
unterdrückter Schnupfen
Tee
Alkohol Quecksilber

Die Psyche von China officinalis (Richter)

soll lernen standhaft zu sein
lernt zu begreifen und nicht mehr festzuhalten
verwandelt Eigensinn in Flexibilität
geistige Kraft wurzelt aus der Standfestigkeit

lernt durch Einsamkeit und Verzweiflung im Dunkeln Stärke zu entwickeln

Der Charakter von China officinalis (Richter)

Wechselhaftigkeit (der Wechsel) führt zu Schwäche
fühlt sich von vielem abgelenkt und fahrig
unruhig und gehetzt
schwächlich
nicht verankert im Leben
ist geistig rege, doch schnell von geistiger Arbeit erschöpft
hat Angst sich aufzugeben
Krankheit durch geschwächte Standhaftigkeit Wankelmut
hat Angst alleine gelassen zu werden
Furcht sich oder andere zu verlieren
Angst Heimat zu verlassen
Trauer durch Verlust der Führung Verzweiflung des Verlassenseins

Die Dynamis von China officinalis (Richter)

Die Kraft des Baumes befasst sich immer wieder mit den Grenzen dieser Welt. Viel möchte er verstehen und im Geiste rege sein. Flexibel dieses und jenes zu begreifen und zu verstehen.
Erst im Laufe des Lebens lernt er zu verstehen, trotz der vielen Versuchungen im Grunde standhaft den vielen Verlockungen zu widerstehen.
Wenn der Geist sich dann durch das Leben wandelt, erhält er die Weisheit, trotz der Vielfalt der Dinge hinter diese, durch sie hindurch zu sehen. Er erhält die Weisheit und deren höchster Sinn, er vermag zu begreifen und doch nicht mehr zu halten, weil nur die materiellen Dinge eine Weile zu halten sind.

Mythologische Bilder- Geschichte von China officinalis (Richter)

Die Bäume dieser Welt werden immer die grossen Heilmittel für die Erde sein. Sie sind das Zeichen des Himmels an die Erde, dass sich alles, was fest und verdichtet ist, ja, das sich selbst der Stein und der Fels, aus dem die Berge sind, verwandeln wird. Die Bäume sind die Hoffnung der Welt, dass die Erde es vermag, dem Himmel durch den Geist entgegen zu wachsen.

Das lodernde Feuer welches vom Holze genährt, hört noch einmal die ganze Geschichte. Das Feuer kennt die Geschichte der Bäume dieser Welt. Unendlich lange Zeit hat es schon gedauert, nach irdischem Mass gerechnet, dass die Bäume sich erhoben aus weltlichem Grund. Aus dem Samen wurden sie herausgetrieben, kämpften sich durch das Dunkle der Erde, um als Spross der Sonne nahe zu sein. Sie erfreuten sich, wenn die grünen Blätter an ihnen sprossen und freuten sich auch an all den verschiedenen Seiten der Natur. Sie studierten im Hauch des

Windes schon ganz am Anfang die Tugend der Standhaftigkeit durch bewegtes Sein. Ihre Wurzeln wurden auf jene Weise der Spiegel dieser ihnen eigenen Kraft. Von der Zeit wurden sie niemals getrieben, denn im Herzen trugen sie die Ruhe als universelle Macht mit sich mit. So wuchsen die Bäume durch verwandelte Erde auf festem Grund und strebten dem Himmel entgegen. Ihre Krone wog sich im Winde des Geistes und durch ihn vermochte sie es sogar, sich dem Boden zuzuneigen. Ihre Wurzel konnte dies nicht erschüttern. Sie war fest gestaltet für den stärksten Wind. Selbst wenn der Sturm an der Krone riss und die Blätter als Beute mit sich führte, konnte nichts verhindern, dass die Wurzel als Zeichen der Standhaftigkeit bescheiden im Verborgenen ein Zeuge aller Dramatik war. Nur die Biegsamkeit des Stammes vermochte die Botschaft durch die Rinde zu bringen. Sie hielt die Erinnerung ihrer Mutter, die auch der Vater war, in ihrer Schale, wie die Hingabe selbst. Die Stürme des Lebens hatten im Rhythmus der Gezeiten, den Wechsel von Tag und Nacht, dem Wind und dem Regen die Flexibilität geschenkt. Und die Erinnerung in jedem Teil des physischen Kleides sollte Zeuge sein. Selbst wenn der Baum vom Geiste verlassen, ruhend in der Zeit, zur Erde zurückgefallen war und nur noch die Rinde der Äste das Vergangene bezeugte, war die gelebte Vergangenheit für die Schöpfung wahrlich nicht ganz vergessen. Es blieb eine Erinnerung und es zeugte die Standfestigkeit. Diese Kraft war rein geistiger Natur, hatte ihre Körperlichkeit schon lange verloren und war doch sehr wirksam in Gottes Natur. Sie belebte alle Zeugen der Zeit, denen dürstete nach dieser seltsamen Kraft, die das Leben erschafft, die es erhält und fruchtbar macht.

Der Geist des Feuers hatte selbst nie ein Gesicht. Doch wenn sich das spendete, am Grund der Flamme, was durch das Leben müde geworden war, verhalf es dem, seine Körperlichkeit zu Asche werden zu lassen, der es geschafft. Im Moment, als er am Grunde der Flamme verging, erhielt er das grösste Geschenk aus dem Herzen des Universums. Er erhielt die Weisheit und deren höchster Sinn. Er vermochte zu begreifen und doch nicht mehr zu halten.

Dies war das Geschenk, welches er erhielt und im Spiegel der Weisheit erfuhr er den Sinn aller Standfestigkeit. Er erfuhr, was es hiess, ein Fels in der Brandung zu sein. Auch wusste er, dass selbst wenn dieser Fels verging, zerfallen durch den andauernden Rhythmus der Zeit, doch niemals verloren hatte, was des Lebens Sinn. Er wusste auch, dass alle Verwandlungen des Lebens den Geist nur noch brillanter machten, durchleuchtend für den hohen lichtvollen Geist. Er erkannte im Feuer der Verwandlung, als selbst die Erinnerung von ihm fiel, dass nichts wirklich verging. Denn ER war das Ganze. Hatte er sich vorher immer als Teil gesehen, der durch seine Standhaftigkeit seine Hülle formte, hatte er nun erfasst - den Raum zu hüten zu Ehren für den Geist – das war ein hohes Ziel.

Konzentration gab der Wurzel ihre Stärke und diese war die Nahrung, um sich auf der Erde einen Platz zu verschaffen. Der Ort barg das Geheimnis und trotz der Begegnung in der Verwandlung blieb die Ruhe ein wichtiges Ziel. Wie ein Fels in der Brandung konnte selbst die Zeit den Geist, der in seinem Raume, der an seinem Ort standhaft die Ruhe behielt, nicht wahrhaft zerstören. Und als alles verging im Feuer des sich wandelnden Lebens, konnte sie nicht wahrhaft verbrennen. Von Gottes Hand wurde sie lediglich ausgetauscht, wie Freunde sich Geschenke geben. Der Vater erhielt die Essenz der Standhaftigkeit im Leben und der

Sohn, der zurück in des Vaters Haus, ihm die Hand entgegenhielt, wurde durch das Geschenk der Weisheit vereint mit IHM.

Die grossen grünen Brüder, die Bäume der Welt sind nichts ohne ihre Wurzeln und die schönste Krone ist immer das Zeugnis ihrer Standhaftigkeit - wahrlich eine der höchsten Mittel zum Heilen der Krankheiten dieser Welt. Wird dies vom Menschen einst in seiner ganzen Weisheit erkannt, so fallen die Krankheiten als jeweiliger Zeuge einer geschwächten Wurzel, sie fallen wie die verwitterten Äste vom Stamm zur Erde zurück. Und die Krone wird nur noch grösser sein. Diese darf dann der Zeuge sein, für die grosse Kraft aus der Wurzel. Niemals wird sie der Erde entfliehen, denn ist sie doch der Boden des Geistes, der in seinem ureigenen Raume wohnt und zu erfüllen hat, was seine geistige, schöpferische Pflicht zu sein hat.

Bedenken wir, dass der gefallene Geist im Dunkeln von Mutter Erde als Same sterben musste, um als Spross scheinbar verloren, wie ein Sohn ohne Vater, dennoch dem Licht entgegen zu wachsen. Der Sohn im Dunkel der Erde verlor durch die Trauer sein Gesicht. Doch weil der Same auch einst ein Kind der Mutter, nährte der Spross sich und erkannte den Weg zum Licht.

Der Vater hatte ihn nie vergessen. Doch der Schmerz des Verlorenseins, gab ihm wie in einem wundersamen Rätsel die Kraft, trotz aller Widerstände die Dunkelheit zu durchleben, um die Sonne zu sehen - und so formte sich sein Gesicht. Selbst im tiefsten Dunkel des Verlassenseins konnte das Leben dennoch nicht wahrlich aufgeben. Es starb in Trauer und doch starb es nicht. Die Essenz des höchsten Alleinseins, die Verzweiflung des Verlassenseins, war dem gefallenen Geist gleichsam die Wiege für das hohe, standfeste, unumstössliche Wachsen zum Licht.

Besonderheiten

BESONDERHEITEN

Zur Ermittlung der passenden Baum-Essenz liegt ein **Baum-Fragebogen vor**, in dem der Interessierte sein aktuelles Problem oder seine aktuelle Herausforderung, - sei es körperlich, emotional oder geistig, - bearbeiten kann. Durch den Fragebogen findet der Hilfesuchende in Kürze seinen betreffenden Baum sowie die **Baum-Essenz** und kann dann nach Bedarf eines oder mehrere Mittel aus den Blättern von Bäumen einnehmen.

Des Weiteren erarbeitet eine Computer-Analyse mit Hilfe des **Baumheilkunde-Geburtsdiagramm** durch einen kompetenten Therapeuten die Systematik des Baum-Charakters mit körperlichen Tendenzen zu Belastungen (Pathologie), genetischen Belastungen, biologischen Konflikten, Hinweise auf spirituelle Ausrichtungen sowie Gehirnmodellierungen und gibt Hinweise zur chinesischen Medizin und zu den chemischen Elementen des Körpers (Mineralien und Spurenelemente).

Auch gibt dieses System (kurz **HCS** oder **Holo-Cybernetisches System** genannt) Hinweise auf Zeit- und Entwicklungszyklen in der Erziehung, in der Reifung der Persönlichkeit und es schenkt Einblicke in den Alterungsprozess des Menschen (z.B. Gesicht und Ausdruck*, generelle Belastungen durch Alterung in den Organbereichen).

Finden Sie auf unserer Homepage mehr über dieses System oder lassen Sie sich von den zahlreich ausgebildeten HCS-Therapeuten beraten! (siehe Therapeuten-Liste)

* Literatur: **Gesicht und Ausdruck in der Baumheilkunde** von Doris Richter

* **Weiterführende Literatur** auch bei amazon,
  auch als ebook erhältlich

* siehe auch Register **Literatur**

Kinder und wohltuende Hilfe

FÜR KLEINE UND GROSSE KINDER

Die Baum-Essenzen können besonders für **kleine und grosse Kinder** sehr hilfreich sein. Sie sind völlig unschädlich und wirken sofort energetisch und feinstofflich auf den Körper, die Psyche und den sich wandelnden Willen des Kindes positiv ein.

Wir haben in der Praxis **über 25 Jahre gute Erfahrungen** gesammelt.

Wer sich für die Entwicklungsjahre speziell in der Erziehungsthematik interessiert findet in dem Kompendium* (Buch: Erziehung leicht gemacht/Doris Richer) weitere Hilfe und eine einfache Übersicht über die Entwicklungsjahre vom ersten bis zum sechsundzwanzigsten Lebensjahr.

Bei tieferliegenden Störungen ist ein **Baum-Fragebogen** und besonders auch der **Konfliktfragebogen** für Kinder ab 5 Jahren aufschlussreich.

Natürlich dient auch das HCS, das **Holo-Cybernetische System der Baumheilkunde** durch den erfahrenen Therapeuten.

Die **Dosierung für Kleinkinder**: jeweils fünf Tropfen reichen!

Weitere Hinweise: siehe unter **Dosierung**.

Die Behandlung mit Baum-Essenzen ersetzt im Krankheitsfall in keinem Fall den Arzt!

* Literatur: **Erziehung leicht gemacht -
  Kompendium zur Baumheilkunde** von Doris Richter

* **Weiterführende Literatur** auch bei amazon,
  auch als ebook erhältlich

* siehe auch **Literatur**

Lat. bot. Name: **Pinus sylvestris *L.*, Pinaceae**

Nr. 1 Kieferbaum-Essenz

Schlüsselwort des Kieferbaumes
TRAUER

*Trauer, die durch irdische Grenzen entstanden ist
und versenkt wurde, verwandelt sich durch Gnade,
Trauer wieder neu erleben und aufzuarbeiten.*

EINFLUSS AUF DIE KÖRPERLICHE EBENE

positiv	*negativ*
Bindegewebestärkung	Strukturverlust im Gewebe
Knochenkräftigung	Bindegewebsschwäche, Mangel an Knochendichtigkeit
Organisation im Mineralhaushalt	ungeordneter Mineralbereich, Demineralisierung, Bänderschwäche
Zahn- und Kieferkräftigung	Mangel an Kraft im Bewegungsapparat
Beckenbodenstärkung durch Stärkung der Meridiandurchflüsse im gesamten Körper	Knochenveränderungen
Zellkernverjüngung	Zahn- und Kieferbelastungen
Veränderung von Essstörungen	Zahnfleischschwäche
	Austrocknung
	Vergesslichkeit

PRINZIP

Bevor der Mensch ein Neuanfang macht, wirkt schon die Kraft des Anfangs in ihm. Wenn die Seele auch noch träumt, im Schlaf scheinbar versunken, ist sie doch schon am Wirken und in der Planung für die Zukunft eines reichhaltigen Lebens bereit. Was aus den Kräften der Vergangenheit in den Traum hinein wirkt, webt auch schon unbemerkt in die Zukunft hinein. Von der Vergangenheit kann das Wesen sich nicht trennen, sie wird ein Erbe für es sein.

Vertiefung über diesen Zustand finden sich in der Ausarbeitung von D. Richter über herausragende Menschen im Spiegel des Kieferbaumes, hier Leo Tolstoi (09.09.1828 - 20.11.1910).

Förderung:

Die Existenz zwingt uns in die Strukturen der Erde. In diese eingetaucht, werden wir lernen, den Umständen und den Dingen auf den Grund zu gehen. Auf festen Grund gestellt lernen wir über die Gesetze der materiellen Welt. Echter Realismus im Sinne der ganzheitlichen Natur nährt die Kraft der Stärke, Ideale anzustreben in einer nicht immer ganz vollkommenen Welt.

KURZ UND BÜNDIG

Ausrichtung/Tugend *(siehe Quellennachweis)*:

Furchtlosigkeit

Verhinderung/Untugend:

Angst

Zwischenmenschlicher (biologisch) Konflikt (Buch: "Orientierung in der Partnerschaft"):

Abwertung

Dynamischer Prozess in der Konflikt-Auflösung:

Aufwertung

Gehirnmodulation (Hörbuch):

Die traurige Frucht des Haders

Gehirnareal im HCS (Neuronale Schaltzentrale) (DVD's):

Präfrontaler Cortex (6, 15, 24)

Leitstern/Geniale Charaktere im Baumspiegel (DVD's):

Leo Tolstoi, 09.09.1828 - 20.11.1910

Chem. Element im Periodensystem:

Wasserstoff

Erziehung - Entwicklungsjahre:

1. LJ - (0.-12. Mt)

Gesicht und Ausdruck:

Ehrgeiz

Organischer Schlüssel:

Zunge Haut

Stärkungsmittel (Homöopathie im HCS):

Hydrophobinum, Gelsemium, Hypericum

UR-Krankheit (entsteht bei Verhinderung des Wachsums):

Verletzung durch Kriege

ORGAN

Sinnesorgan: **Zunge und Haut**

Über die fünf Sinnesorgane unseres Körpers nehmen wir die Zustände und Vorgänge in der Außenwelt wahr.

Mit Augen, Ohren, Nase, Zunge und Haut empfangen wir Reize, übersetzen sie in elektrische Nervenimpulse und geben diese an unser Gehirn weiter. Dort werden sie regional verarbeitet und von uns als Bilder und Bewegungen, Geräusche, Gerüche, Geschmack, Temperatur und Berührung wahrgenommen.

Wie und wann kommt der Mensch zu seinen Ehren, welcher Rhythmus und welches Zeitmass bestimmt? Und wer hat die Macht, die Ehre zu verteilen?

WIE WIRD EIN BEDÜRFNIS NACH EINER KIEFERBAUM-ESSENZ FESTGESTELLT?

Anhand der Auslotung der negativen und positiven empfundenen Lage, des Ausdrucks von Licht und Schattens, findet der Interessierte in der folgenden Tabelle die betreffende **Baum-Essenz** zur Wiederherstellung eines gesunden Gleichgewichts:

Zustand im **Schatten**	Zustand im **Licht**
empfindet das Leben als Überlebenskampf	sammelt Erfahrung durch harte Zeiten
muss Schicksalsschläge verkraften	starker Wille durchzuhalten
entwickelt existenzielle Kräfte	fördert das Vertrauen durch die Überwindung von Lebenskrisen

BOTANIK

Pinus sylvestris *L.,* **Pinaceae, Waldkiefer Föhre, Forche**

Die Waldkiefer ist ein Nadelgehölz und mit mehr als 150 Arten und Rassen vertreten. Beheimatet ist sie auf der nördlichen Halbkugel. Ihr Verbreitungsgebiet reicht vom Polarkreis bis Guatemala, Westindien, Nordafrika, Mongolei und Indonesien. Dort wächst die Föhre vor allem auf Sandböden, Mooren und auf Felsschutthängen der Mittelgebirge. Selbst auf Lehmböden gedeiht sie und widersteht noch gut den Frösten.

Der Nadelbaum erreicht eine Höhe von 40 m und eine Breite von 5 – 10 m. Er kann ein Alter von 500 Jahren erreichen. Die Wurzeln der Waldkiefer reichen tiefer in den Boden als die der Fichten. Die Bäume sind somit windresistenter. Die Stämme von Pinus sylvestris sind gerade und schlank. Die Rinde junger Exemplare ist hellgrau mit schuppigen Furchen. Ältere Föhren sind oft verschiedenartig (Krokodilhautmuster etc.). Die Borke ist meistens rostrot. Der Trieb ist blassgrünlichbraun, teilweise mit weißem Harz. Die blaugraugrünen Nadeln erscheinen zu zweit in einem Schaft. Nadeln sind 5-7 cm lang. Blüten zeigen sich im Juni an den schwächeren Trieben in Büscheln. Die männlichen Blüten sind goldgelb. Kiefernzapfen halten sich oft drei Jahre an den Bäumen und öffnen sich erst dann um die zwei Samen unter je einer Schuppe freizugeben. Die weiblichen Blüten werden durch den Wind bestäubt mit den Pollen der männlichen Blüten.

Noch heute findet man an der Bernsteinküste bei Kaliningrad ein fossiles Harz von Nadelbäumen aus der Devon und Quartiärzeit. Bernstein, so heißt das Harz, stammt aus den Bäumen naher Verwandter der heutigen Föhre und besteht zu ca. 77% aus Kohlenstoff, 10% Wasserstoff, 12% Sauerstoff mit Schwefeleinschlüssen. Die Farbe des Bernsteins ist hell gelb und dunkel.

Inhaltsstoffe der Waldkiefer sind Kohlenwasserstoffe, besonders Benzol, Styrol, Tuluol, Xylol u.a. Naphtalin. Das Kiefernnadelöl wird aus frischen Nadeln und Zweigspitzen über Wasserdampfdestillation gewonnen. In der Volksmedizin wird es bei Krankheiten der Atemwege eingesetzt, äußerlich bei rheumatischen, neuralgischen Beschwerden, Muskel- und Nervenschmerzen. Aus den Stämmen der Waldkiefer wurde vor allem in der Mark Brandenburg in großen Mengen Terpentinöl gewonnen. Man zapfte die Stämme der Bäume an und fing die austretende harzhaltige Flüssigkeit in Gefäßen auf.

(Quelle: **Schriften** Diplom-Botaniker Herbert Varnecke)

Lat. bot. Name: **Pinus abies**

Nr. 2 Tannenbaum-Essenz

Schlüsselwort des Tannenbaumes
LOSLASSEN

Durch das Nach-innen-lauschen im Fluss des Lebens sein.

EINFLUSS AUF DIE KÖRPERLICHE EBENE

positiv	*negativ*
Dynamisierung der Fliesseigenschaften des Körperwassers	mangelnde Bewegung führt zu Stagnation der Körperflüssigkeiten
Motilität der Dickdarmfunktion	mangelhafte Flüssigkeitszufuhr
Zwerchfellstärkung	(reines Wasser) führt zu Verstopfung
Durchblutungsförderung des Kopfes durch Stärkung der Lungenfunktion	mangelnder Sauerstoff verändert die Beweglichkeit und Fliesseigenschaft der Blutkörperchen
Flexibilität der Gelenke durch Kräftigung der Knochenhaut	

PRINZIP

Flexibilität bewirkt Lebensfreude und Unabhängigkeit, doch wird sie eingeschränkt, weil der Mensch nach etwas sucht, was er nicht finden kann, wird der Grundstein für die Sucht gelegt. Sie ist ein Ausdruck des Suchens, ohne still ausgerichtete Vernunft. Die Suche ohne Vernunft beraubt die Kraft der Intelligenz und führt auf Abwege und Irrwege. In den Sackgassen des Lebens wartet die Verführung in mannigfaltiger Gestalt, beraubt wird nun der ganze Mensch. Doch immer gibt es eine Lösung: Vernunftgerichtete Intelligenz.

Förderung:

Die Aus- und Weiterbildung bringt den Menschen in Kontakt mit einem Lehrer. Dieser kennt die Kraft der Disziplin und er leitet und lenkt des Schülers Suche, auch nach der letzten Wahrheit, wenn der Lehrer ein Großer ist. Das Leben selbst, auch der Geist im Baum strebt in seiner ihm innewohnenden Erwartung immer nur zur Vollendung und wird dem Menschen ein Lehrer sein. Manchmal zeigt dieser ganz offen und unverblümt seine strenge Seite und seine bestimmende Macht.

KURZ UND BÜNDIG

Ausrichtung/Tugend (siehe Quellennachweis):

Läuterung des Daseins

Verhinderung/Untugend:

Stagnation

Zwischenmenschlicher (biologisch) Konflikt (Buch: "Orientierung in der Partnerschaft"):

Mundtot gemacht werden

Dynamischer Prozess in der Konflikt-Auflösung:

Ausdruckskraft einsetzen

Gehirnmodulation (Hörbuch):

Sternenstaub

Gehirnareal im HCS (Neuronale Schaltzentrale) (DVD's):

Gyrus cinguli (3, 12, 21)

Leitstern/Geniale Charaktere im Baumspiegel (DVD's):

Yehudi Menuhin, 22.04.1916 - 12.03.1999

Chem. Element im Periodensystem:

Helium

Erziehung - Entwicklungsjahre:

2. LJ - (13.-24. Mt)

Gesicht und Ausdruck:

Handlungsbereitschaftsschwäche

Organischer Schlüssel:

Nase, Bronchien

Stärkungsmittel (Homöopathie im HCS):

Arsenicum album

UR-Krankheit (entsteht bei Verhinderung des Wachsums):

Lähmungen durch Störungen in der Flexibilität

ORGAN

Sinnesorgan: **Nase, Bronchien**

Sauerstoff, mit der Luft eingeatmet und Pranaenergie über die Nadis im feinstofflichen Bereich des Luftelements, welches uns mit dem Äther verbindet, ist Voraussetzung für das Leben.

Durchschnittlich 20.000 Liter Luft atmet der Mensch täglich ein und wieder aus, führt sich auf diese Weise lebenswichtigen Sauerstoff zu und stößt das Abfallprodukt Kohlendioxid aus. Die Atemtätigkeit ist vom ersten Moment nach der physischen Geburt bis zum letzen Atemzug ohne Unterbrechung. Grosse Mystiker sagen seit ewiger Zeit: Unsere Atemzüge sind vorherbestimmt. In der Ruhe atmet der Mensch pro Minute etwa 20mal. Durch Meditationsübungen noch weniger und gleichmäßiger, sowie ausgeglichener. Am Atemvorgang ist in erster Linie das Zwerchfell beteiligt, der wichtigste Atemmuskel, der Einfluss hat zwischen unten und oben, zwischen links und rechts. Zwischen Gesundheit und Krankheit.

Entspannte Aufmerksamkeit ist wie eine Musik, ein ordnender Rhythmus, der aus einer anderen Welt in den Funktionseinheiten des Menschen einen gesunden Ausgleich bringt.

WIE WIRD EIN BEDÜRFNIS NACH EINER TANNENBAUM-ESSENZ FESTGESTELLT?

Anhand der Auslotung der negativen und positiven empfundenen Lage, des Ausdrucks von Licht und Schattens, findet der Interessierte in der folgenden Tabelle die betreffende **Baum-Essenz** zur Wiederherstellung eines gesunden Gleichgewichts:

Zustand im **Schatten**	Zustand im **Licht**
lässt Altes, Vergangenes nicht los	löst emotionelle Verstrickungen dadurch, dass der Fluss des Lebens fliesst
blockiert die geistige Wandelbarkeit	ist flexibel im Leben und lässt sich dadurch bewegen
richtet die Ansprüche nicht gezielt in die Welt	setzt für die Mitmenschen deutliche Signale, für was sie sich entscheiden wird oder nicht

BOTANIK

Picea abies *L.* Karst., Pinaceae, Rot-Fichte

40 verschiedene Fichtenarten sind über die gemäßigten und kalten Regionen der nördlichen und gemäßigten Zonen verbreitet. Die rasch wüchsige Rot-Fichte ist ein immergrüner Nadelbaum. Er erreicht eine Höhe zwischen 30 und 50 m und eine Breite von 4 – 8 m. Ihr natürliches Verbreitungsgebiet liegt in Skandinavien, Balkan bis Russland. Picea abies bevorzugt Lehmböden, lehmige Sandböden bei großer Luftfeuchtigkeit und Kühle. Als Flachwurzler ist er windempfindlich. Bäume von 400 Jahren sind keine Seltenheit. Häufig findet man an Fichten zapfenartige Gallen, hervorgerufen von der Fichten Gall-Laus (Chennes abietis). Zahlreiche Gartenformen der Rot-Fichte haben sich entwickelt. Besonders beliebt bei Gartenfreunden sind die Zwergformen der Rot-Fichte.

Der Stamm ist säulenförmig, gerade und erlangt oft einen Durchmesser bis zu 2 m. Die Krone ist spitz kegelförmig. Bis zu 80 Jahren ist die Rinde kupferbraun, ältere Bäume sind dunkel rötlich. Äste stehen waagerecht ab mit aufwärts gerichteten Spitzen. Jungtriebe sind braun bis rötlich gelb, Knospen schlank, kegelförmig, spitz, hell braun und harzlos. Nadeln sind kammförmig gescheitelt, grün, vierkantig, zugespitzt, 1 – 2 cm lang. Am selben Baum erscheinen von Mai bis Juni männliche und weibliche Blüten. Sie werden vom Wind bestäubt. Reife männliche Blüten sind aufrecht, rot gelb, während die roten, weiblichen Blüten an der Spitze schwacher, hängender Zweige zapfenförmig ausgebildet sind. Die zylindrischen, 10 – 15 cm langen und 3 – 4 cm breiten Zapfen hängen an den Zweigen, oft mehrere Jahre.

Das weiche, leicht spaltbare Holz ist ideal als Resonanzholz für Klavier- und Orgelbau geeignet. Es findet Verwendung als Bau- und Brennholz. Die Rot-Fichte liefert 15-18% Gerbstoff. Die Droge ist Piceae aetheroleum (Fichtennadelöl) aus den Nadeln, Zweigspitzen und Ästen. Sie enthält Bornylacetat (%-40%, Limonen 10-30%), Camphen (etwa 10-15%). Anwendung findet die Droge äußerlich bei rheumatischen und neuralgischen Beschwerden, als Bad gegen chronische Erkrankungen der Atemwege, Katarrhen, Asthma, Keuchhusten und Herzinsuffizienz. In der Volksheilkunde wurde das Präparat früher bei Skorbut und bei Tuberkulose eingesetzt. Die Droge Carbo ligni (Holzkohle) wird bei Durchfällen und zum binden toxischer Stoffe verwendet.

(Quelle: **Schriften** *Diplom-Botaniker Herbert Varnecke)*

Nr. 3 Eschenbaum-Essenz

Schlüsselwort des Eschenbaumes
VERJÜNGUNG

Ein Verjüngungsbad für die vergessene energetische Schnur,
die uns mit dem grossen Vater verbindet.

EINFLUSS AUF DIE KÖRPERLICHE EBENE

positiv	*negativ*
Verjüngung	Stoffwechselstörungen
Durchblutungsförderung	Altersbeschwerden
arterielle Förderung des Blutflusses	Leberstörungen
venöse Entstauung	Herz-Kreislaufbelastungen
Stärkung des Herzmuskels	Altersherz
Entspannung generell	Alterskrankheiten
Überwindung von Depressionen und genereller Schwäche im Leben	
als Unterstützung von anderen Baum-Essenzen sehr wertvoll	
auch als Akutmittel äusserst hilfreich	

PRINZIP

Die menschliche Seele in ihrer Individualität ist ihrer Essenz nach unsterblich. Ihre Entwicklung geschieht durch einen abwechselnden Niederstieg und Aufstieg in geistige oder körperliche Daseinsformen. Die Wiederverkörperung (Evolution) ist das Gesetz ihrer Entwicklung. Wenn die Seele ihre Vollkommenheit erreicht hat, hört die Not-Wendigkeit auf. Sie kehrt in der Vollkommenheit ihres Bewusstseins in das Herz des Vaters, der auch die Mutter ist, wieder ein. Sie kehrt also endgültig in den Ursprung aller Dinge hinein und verschmilzt mit IHM. Ebenso wie die Seele sich über das Gesetz vom Kampf ums Dasein erhebt, wenn sie sich ihrer Menschlichkeit bewusst wird, ebenso erhebt sie sich über das Gesetz der Wiederverkörperung, wenn sie sich ihrer Göttlichkeit bewusst wird. Durch Bewusstsein wird es sein, dieses ist das Urfeuer des Lebens. Mit diesem gilt es sich bewusst zu erleben, um sich zu erheben, um frei zu sein.

Förderung:

Bewusstseinsförderung hat in zwei Kategorien zu geschehen: in der unbewussten oder der bewussten Ebene. Der Mensch muss beides in sich erleben, damit sich diese Kräfte, die getrennt erscheinen, zueinander neigen und durch die Reibung das Feuer des Lebens erhalten. Die lichtvolle Einheit wurzelt im irdischen Leben scheinbar auf dem erlebnisreichen Boden der Dualität. So vereinen sich Licht (das geistiges Feuer) und Ton (das Gesetz des Karmas von Ursache und Wirkung).

KURZ UND BÜNDIG

Ausrichtung/Tugend (siehe Quellennachweis):
Kultivierung spirituellen Wissens

Verhinderung/Untugend:
Unvollkommenheit

Zwischenmenschlicher (biologisch) Konflikt (Buch: "Orientierung in der Partnerschaft"):
Unterdrückung

Dynamischer Prozess in der Konflikt-Auflösung:
Aufrichtung

Gehirnmodulation (Hörbuch):
Die Gabe des Schweigens

Gehirnareal im HCS (Neuronale Schaltzentrale) (DVD's):
Medulla oblongata (4, 13,22)

Leitstern/Geniale Charaktere im Baumspiegel (DVD's):
Florence Nightingale, 12.05.1820 - 13.08.1910

Chem. Element im Periodensystem:
Lithium

Erziehung - Entwicklungsjahre:
3. LJ - (25.-36. Mt)

Gesicht und Ausdruck:
Verlegenheit

Organischer Schlüssel:

Herz, Gefässnetz

Stärkungsmittel (Homöopathie im HCS):

Elaterinum

UR-Krankheit (entsteht bei Verhinderung des Wachsums):

Missachtung der Wachstumszyklen

ORGAN

Sinnesorgan: **Herz, Gefässnetz**

Das Kreislaufsystem ist ein Fliesssystem in dem der Lebenssaft unseres Körpers wirken kann. Er funktioniert optimal, wenn das Blut dynamisch und ohne Störungen in den Fluss- betten der Kapillaren und Venen den gesamten Körper durchströmt und alle Gefäße, die wie Verkehrsadern der Flüsse wirken, mit den nötigen Nährstoffen versorgt. Der ganze Körper wirkt mit seiner Kraft und Dynamik durch dieses Netzwerk. Jede kleinste Verästelung ist so wichtig wie das Muskelorgan Herz selbst. Wird das Herz, das Gefäßnetz, also der Kreislauf gestört oder auf verschiedene Weise zu stark belastet kommt es zu Störungen der Blutversorgung bis hin zum Zusammenbruch der gesamten Versorgung.

Die Welt in ihren Umständen verlangt von uns sich mitzuteilen, ohne zu zaudern und ohne zu schwanken.

WIE WIRD EIN BEDÜRFNIS NACH EINER ESCHENBAUM-ESSENZ FESTGESTELLT?

Anhand der Auslotung der negativen und positiven empfundenen Lage, des Ausdrucks von Licht und Schattens, findet der Interessierte in der folgenden Tabelle die betreffende **Baum-Essenz** zur Wiederherstellung eines gesunden Gleichgewichts:

Zustand im **Schatten**	Zustand im **Licht**
fühlt sich tief im Herzen getrennt	verbindet Gegensätze miteinander
entwickelt Vorlieben, die ins Dunkle führen	wendet sich von der negativen Seite ab, um die positive Seite in sich zu beleuchten

Zustand im **Schatten**	Zustand im **Licht**
Verhärtung des Herzens durch Liebeskummer und Verlorensein	findet in sich die Verbindung zu dem, was abgetrennt ist

BOTANIK

Fraxinus excelsior *L.,* **Oleaceae, Gemeine Esche**

Die natürliche Verbreitung der sommergrünen Gemeinen Esche erstreckt sich von Europa bis Klein Asien. Etwa 65 Arten kommen auf der nördlichen Halbkugel vor. Die Gemeine Esche wächst auf feuchten, nahrhaften Böden. Der Baum erreicht eine Höhe von 40 m und eine Breite von 6 – 10 m. Der Stamm von Fraxinus excelsior ist grüngrau, mit längsrissiger Borke. Die Blüten erscheinen vor den unpaarig gefiederten Blättern. Zunächst stehen die Blüten in aufrechten, später in überhängenden Rispen. Sie sind meist zwittrig. Die Bestäubung erfolgt durch den Wind. Die Früchte stehen in überhängenden Rispen, sind einsamig und lang geflügelt. Fraxinus excelsior blüht von April bis Mai. Die gegenständigen Blattknospen sind pyramidenförmig und schwarz. Aus ihnen entstehen die gegenständigen, unpaarig gefiederten Blätter an einem 5-10 cm langen Stiel. Ein Fiederblatt besteht aus 4 - 7 Paaren von Teilblättchen. Im Herbst färben sich die Blätter gelb.

Als Droge werden die Eschenblätter von Mai bis Juni gesammelt. Die getrockneten Blätter enthalten Flavanoide 0,6 – 2,2% (Rutin, Rhamnoglucoside), Gerbstoffe 0,6 – 4 % u.a. Ferula- und Kaffeesäure sowie Syringa- und Vanellinsäure. Die Blätter enthalten auch Pflanzen-Schleime (9 - 22%) u.a. Betulin und Betulinsäure. Verwendet wird die Droge in der Volksmedizin bei rheumatischen Erkrankungen, Gelenkgicht, Steinleiden zur Diurese. Ausserdem verwendet man die getrockneten Blätter bei Wassersucht und Fieber, Maden- und Spulwürmern, als Abführmittel und äusserlich zur Wundbehandlung.

Die Eschenrinde wurde früher in der Volksheilkunde bei Malaria und Wurmbefall angewandt.

(Quelle: ***Schriften*** *Diplom-Botaniker Herbert Varnecke)*

Lat. bot. Name: **Sequoia gigantea**

NR. 4 MAMMUTBAUM-ESSENZ

Schlüsselwort des Mammutbaumes
VERWEILEN

Beschwerlichkeit und Müdigkeit vereinen sich, und es kehrt Ruhe ein,
in der sich irdischer Mensch und Geist miteinander vereinen.

EINFLUSS AUF DIE KÖRPERLICHE EBENE

positiv	*negativ*
Nervenstärkung	unkontrolliertes Wachstum
Klärung des Biorhythmus	Folgen von Verletzungen
Beruhigung und Ausgleich des symphatischen Nervensystems	Organstrukturfehler
Ausgleich von Übererregbarkeit	Schwäche von Sinnesorganen, z.B. Sehschwäche, Hörschwäche
Regeneration nach Erschöpfung	Folgen von Unterdrückungen
Stärkung der Haut, Haare und Nägel	Strahlungsschäden
Stärkung des Gedächtnisses und des Erinnerungsvermögen	Verhaltensstörungen beim Essen

PRINZIP

Wenn der Mensch durch das Leben seine Erfahrungen macht und diese bewusst in der Stille seines inneren Wesens in Erkenntnis umwandeln kann, dann wachsen sein Wissen und seine Macht. Doch er läuft auch Gefahr, diese Größe wieder zu verlieren, wenn er die Macht, die er gewinnt, nicht in Achtsamkeit und Ehrfurcht vor dem Leben durch den Anschluss an das Grosse Gedächtnis verwandeln kann. Das Ausschauhalten nach Vorbildern ist ein Schlüssel in der gegenwärtigen Zeit.

Förderung:

Der Mensch entwickelt das Bewusstsein, dass er nicht allein zur Größe fand. Nur in der Gemeinschaft kann ein Segen liegen. Das Wissen darüber, dass es eine Gemeinsamkeit gibt, lässt die Möglichkeit entstehen, uns im Miteinander gegenseitig zu fördern.

KURZ UND BÜNDIG

Ausrichtung/Tugend *(siehe Quellennachweis)*:

Mildtätigkeit

Verhinderung/Untugend:

Verhärtung

Zwischenmenschlicher (biologisch) Konflikt (Buch: "Orientierung in der Partnerschaft"):

Geiz

Dynamischer Prozess in der Konflikt-Auflösung:

Wohltätigkeit

Gehirnmodulation (Hörbuch):

Im Brunnen der Ewigkeit

Gehirnareal im HCS (Neuronale Schaltzentrale) (DVD's):

Mesocortico-limb. Bahn (3, 12, 21)

Leitstern/Geniale Charaktere im Baumspiegel (DVD's):

Nelson Mandela, 18.07.1918-05.12.2013

Chem. Element im Periodensystem:

Beryllium

Erziehung - Entwicklungsjahre:

4. LJ - (37.-48. Mt)

Gesicht und Ausdruck:

Niedergeschlagenheit

Organischer Schlüssel:

Mund, Luftröhre, Kehlkopf, Lungen

Stärkungsmittel (Homöopathie im HCS):

Digitalis purpurea

UR-Krankheit (entsteht bei Verhinderung des Wachsums):

Folgen von Gefangenschaft

ORGAN

Sinnesorgan: **Mund, Luftröhre, Kehlkopf, Lungen**

Der Kehlkopf trennt die Atemwege von den Speisewegen. Er hat vier Knorpeln, die durch Muskeln und Bänder ein Ganzes Organ bilden. Der größte von ihnen ist der Adamsapfel, vorn am Hals deutlich ertastbar. An ihm und an einem Paar kleinerer Knorpel sind die Stimmbänder befestigt, die durch Luftströme in Schwingungen geraten und uns auf diese Weise den Klang und die menschliche Stimme ermöglichen. Die etwa zehn Zentimeter lange Luftröhre schließt an den Kehl- kopf an und verzweigt sich in Höhe des vierten Brustwirbels zu den beiden Hauptbronchien. Das elastische und muskulöse Gewebe der Röhre wird von 16-20 hufeisenförmigen Knorpelspangen gestützt und ist innen von einer Schleimhaut mit wichtigen Flimmerhärchen überzogen. Sie transportieren Staubteilchen, die mit der Atemluft eindringen wieder zurück in den Halsrachen. Die beiden Lungen nehmen den größten Teil des Brustraumes ein. Die linke Lunge, die aus dem Ober- und dem Unterlappen besteht, ist kleiner als die rechte dreilappige Lunge. In jedem Lungenflügel befinden sich an die 300 Millionen Lungenbläschen, die sich um die Bronchiolen herum gruppieren. Sie werden von Kapillaren versorgt und bilden zusammen die riesige Fläche, die nötig ist, damit die Lunge ihre Aufgabe erfüllen kann: das bei der Nährstoffverbrennung entstehende Kohlendioxid nach außen über die Nase zu transportieren.

Auszudrücken, was der Mensch ist und was er kann, bedeutet zufrieden zu sein.

WIE WIRD EIN BEDÜRFNIS NACH EINER MAMMUTBAUM-ESSENZ FESTGESTELLT?

Anhand der Auslotung der negativen und positiven empfundenen Lage, des Ausdrucks von Licht und Schattens, findet der Interessierte in der folgenden Tabelle die betreffende **Baum-Essenz** zur Wiederherstellung eines gesunden Gleichgewichts:

Zustand im **Schatten**	Zustand im **Licht**
Schattenseiten sind im See der Emotionen versenkt worden	führt den Menschen an tief verborgene Emotionen
Unkenntnis über den eigenen Standpunkt	fördert, das Selbst im Menschen zu erfahren
glaubt daran, mehr zu geben als zu nehmen	Ruhe verhilft dazu, unsinniges Opfern zu erfassen

BOTANIK

Sequoia gigantea *Endl.,* **Taxodiaceae, Risensequoiie, Mammutbaum**

Die Tertiärzeit ist ein Zeitraum, der geologisch der Erdneuzeit zugerechnet wird und sich in der Zeit zwischen 67 Millionen und 1,5 Millionen Jahren unserer Erdgeschichte bewegt. In der vergangenen Kreidezeit hatten sich bei den Blütenpflanzen die ersten Bedecktsamer (Angiospermen) gebildet und stellten sich somit neben die bereits vorhandenen Nacktsamer (Gymnospermen). Viele Pflanzen waren in der Tertiärzeit landschaftsbestimmend, die in der nachfolgenden kälteren Periode der Eiszeit verschwanden oder in klimatisch geschützte Nischen zurückgedrängt wurden., da sie bei den herrschenden Witterungsbedingungen der Eiszeit kaum eine Überlebenschance hatten.

Der immergrüne Mammutbaum ist ein Relikt aus der Tertiärzeit. Er erreicht eine Höhe von 110 m. In seiner Höhe wird der Mammutbaum nur von der Küstensequoie, in Kalifornien mit bis zu 120 m und einer Eucalyptusart in Australien mit 125 m übertroffen. Sein natürliches Vorkommen hat Sequoia gigantea in Kalifornien, an den westlichen Hängen der Sierra Nevada in einer Meereshöhe von bis zu 2.000 m. Der Stamm erreicht in seiner Heimat einen Stammdurchmesser bis zu 12 m. Die Krone vom Mammutbaum ist pyramidal. Während der Baum in seiner Heimat weit über 1.000 Jahre alt wird, manche Exemplare erreichen sogar ein Alter von bis zu 4.000 Jahre, erreicht er bei uns höchstens 50 m und wird kaum über 100 Jahre alt.

Die tief rissige Borke wird 30 – 60 cm dick und ist schwammig, hellrotbraun, mit unter schwärzlich und lässt sich leicht mit dem Daumen eindrücken. Die Nadeln stehen an den steifen Trieben in drei Längsreihen, spiralig. Sie sind blaugrau bis dunkelgrün an der Basis älterer Bäume. Die Hauptäste gehen bogig nach oben. Beim Zerreiben der Nadeln stellt man einen starken Anisgeruch fest. Die endständigen Blüten stehen an kleinsten Trieben. Sie erinnern an winzige Tröpfchen. Über den Winter erscheinen sie weiss. Beim Stäuben zwischen März und April färben sie sich hell gelb. Bestäubung erfolgt durch den Wind. Die rötlichbraunen Zapfen sind 5 - 8 cm lang und 3 – 5 cm breit, im ersten Jahr aufrecht und im zweiten Jahr hängend. Die Samen sind blass gelb. Der Zuwachs an jungen Bäumen beträgt ca. 45 cm im Jahr.

(Quelle: *Schriften* Diplom-Botaniker Herbert Varnecke)

Lat. bot. Name: **Tilia platyphyllos**

Nr. 5 Lindenbaum-Essenz

Schlüsselwort des Lindenbaumes
BEWEGUNG

*Rhythmus entsteht durch das Bewegen von einem
zum anderen Aspekt des Lebens und Musik erklingt.*

EINFLUSS AUF DIE KÖRPERLICHE EBENE

positiv	*negativ*
Schilddrüsenregulation	Säure-Basis-Störung
Stärkung des Atemrythmus	Entmineralisierung
Kräftigung der Bewegungsfunktion	Verspannungen der Halswirbelsäulenregion
Stimmband- und Kehlkopfstärkung und Sehstärkung	Stimmbandstörungen
Stärkung des Gleichgewichtsorgans	Augenschwäche
Stärkung des Willens durch Förderung des hormonellen Gleichgewichts	Sehstörung
Hormonregulation	Sexualstörung

PRINZIP

Die Freude an Ordnung kann zur Gewohnheit werden. Die Lust zu kontrollieren stellt sich vielleicht sogar ein. Anstatt sich in Achtsamkeit zu erheben und losgelöst zu sein, bindet der Mensch sich in die Macht zu bestimmen ein. Gewalt wird so in seinem Samen in den Boden gesetzt und bald, wenn die Zeit dafür reif ist, wird sie über starre Gesetze und dunkle Prinzipien walten.

Förderung:

Bindungen können auch dafür da sein, dass man sie mit Bestimmtheit löst. Ist es getan, wird die Kunst als Essenz des Guten im menschlichen Herzen verstanden. Ihr Boden kann nur die Freiheit sein, auf der sie zur Vollendung strebt, nur dort bewahrheitet sie sich.

KURZ UND BÜNDIG

Ausrichtung/Tugend *(siehe Quellennachweis)*:
Selbstbeherrschung

Spirituelle Verhinderung/Untugend:
Leidenschaften

Zwischenmenschlicher (biologisch) Konflikt (Buch: "Orientierung in der Partnerschaft"):

Blossstellung

Dynamischer Prozess in der Konflikt-Auflösung:

Sicherheit geben

Gehirnmodulation (Hörbuch):

Auf Messers Schneide

Gehirnareal im HCS (Neuronale Schaltzentrale) (DVD's):

Orbitofront. Cortex, Region d. Kleinhirns (5, 14, 23)

Leitstern/Geniale Charaktere im Baumspiegel (DVD's):

James Cook, 27.10.1728 - 14.02.1779

Chem. Element im Periodensystem:

Bor

Erziehung - Entwicklungsjahre:

5. LJ - (49.-60. Mt)

Gesicht und Ausdruck:

Verzweiflung

Organischer Schlüssel:

Magen

Stärkungsmittel (Homöopathie im HCS):

Solanum Dulcamare

UR-Krankheit (entsteht bei Verhinderung des Wachsums):

Einschränkung durch Leidenschaften

ORGAN

Sinnesorgan: **Magen**

Der Magen ist ein muskulöser Behälter, der die Nahrung durch Kontraktionen vom Ende der Speiseröhre zum Zwölffingerdarm, dem Übergang vom Dünndarm transportiert. Die Magen-schleimhaut enthält einen salzsäurehaltigen Magensaft und wichtige Enzyme, das sind körpereigene Eiweisse, die chemische Reaktionen im Körper beschleunigen. Die Schleimhaut, die sich innerhalb von Tagen neu bildet, verhindert, dass die Mageninnenwand sich selbst angreifen oder verdauen kann. Durch die stark ätzende Magensäure wird die Nahrung von Krankheitserregern geschützt und für die weitere Verdauung vorbereitet. Der mit Magensaft durchsetzte Brei gelangt anschließend weiter in den Dünndarm. Im entspannten Zustand kann der Mensch sich seiner Ernährung zuwenden, unter starkem Stress zieht sich der Magen vollkommen oder sektorweise zusammen und es kommt zu Störungen und einem Ungleichgewicht zwischen Hunger und Sättigung.

Sinnloser Streit führt nirgendwo hin, nährt aber die verdunkelnden Leidenschaften.

WIE WIRD EIN BEDÜRFNIS NACH EINER LINDENBAUM-ESSENZ FESTGESTELLT?

Anhand der Auslotung der negativen und positiven empfundenen Lage, des Ausdrucks von Licht und Schattens, findet der Interessierte in der folgenden Tabelle die betreffende **Baum-Essenz** zur Wiederherstellung eines gesunden Gleichgewichts:

Zustand im **Schatten**	Zustand im **Licht**
wütend, weil die Verbindung zweier Gegensätze nicht gelingt	fördert das Vereinen von scheinbaren Gegensätzlichkeiten
wünscht sich Harmonie und wird dadurch einseitig	Harmoniestreben, ohne die Gesetze der Polarität zu vergessen
bekämpft das negativ Erscheinende und daraus entstehen Streit und Intoleranz	Integration, denn der Mensch öffnet sich durch seine Vielseitigkeit und Toleranz

BOTANIK

Tilia platyphyllos, *Scop.,* **Tiliaceae, Sommerlinde**

Die sommergrüne Sommerlinde wird bis zu 30 m hoch und 6 bis 10 m breit. Das Hauptverbreitungsgebiet liegt in SO.-Asien und Klein Asien auf steinigen, lehmigen Böden von Schluchtwäldern und Bergwäldern. Die Sommerlinde hybridisiert häufig mit anderen Tiliaarten, wie der Winterlinde Tilia cordata und bildet den Bastard Tilia x vulgaris, Holländische Linde.

Die Krone des Baumes ist halbkugelig, der Stamm rau. Rinde ist dunkelgrau und fein rissig mit flachen Leisten. Die jungen Triebe sind rotbraun und behaart. Blätter sind rundlich, herz- bis eiförmig, kurz zugespitzt, scharf und regelmässig gesägt. Im Herbst färben sich die Blätter gelb. Ca. 2-5 unscheinbare, gelblich weisse, stark duftende Blüten sind in einem Blütenstand zusammengefasst. Bestäubt werden die männlichen und weiblichen Blüten am selben Baum vom Wind. Die Frucht ist kugelig mit einem flügelartigen Hochblatt.

Die Blüten der Sommerlinde oder der Winterlinde werden bei Infekten mit Schweissbildung und Entzündungen der weiblichen Geschlechtsorgane, bei Brustkrankheiten, Husten und Beschwerden beim Wasserlassen angewendet. Die getrockneten Blüten enthalten ätherische Öle, Schleime, Saponine und Gerbstoffe. In der Volksmedizin trinkt man Lindenblütentee bei Erkältungskrankheiten.

Man sollte niemals Lindenblüten von Alleebäumen verwenden, da es sich bei diesen Bäumen oft um Bastardformen handelt.

(Quelle: *Schriften Diplom-Botaniker Herbert Varnecke)*

Lat. bot. Name: **Pinus sylvestris** *L.,* **Pinaceae**

Nr. 6 Birkenbaum-Essenz

Schlüsselwort des Birkenbaumes
GRÖSSE

*Scheinbares Opfern und Loslassen ist die Basis
für den wahrhaften Gewinn.*

EINFLUSS AUF DIE KÖRPERLICHE EBENE

positiv	*negativ*
Reinigung des Wassers	Blasenbelastungen
Nierenstärkung	Nierenfunktionsschwäche
Ausschwemmung	Bluthochdruck
antimykotische Wirkung	Pilzbelastungen
Blutreinigung	Hautflecken
verbesserte Durchblutung	vitiligo-ähnliche Hautveränderungen
prophylaktisch für die Prostata und die Gebärmutterzone	Urogenitalstörungen
	Ödeme

PRINZIP

Die Größe eines Menschen zeigt sich der Welt erst in der ganzen Kraft, wenn der Geist sich aus der eingeschränkten Sichtweise befreit hat. Dies wiederum geschieht im Denken des Menschen, wenn er sich aus begrenzten Meinungen und intellektuellen Spitzfindigkeiten, wie aus einem tiefen Sumpf herausgezogen hat. Die Gefühle werden leicht, wie der Tau am Morgen durch die Kraft der wärmenden Sonnenstrahlen. Der Mensch erhebt sich durch Gelassenheit und erhält vielleicht Erhabenheit.

Förderung:

Die Kraft des Denkens ist in sich zweigeteilt und der Mensch allein kann durch sein klares Bewusstsein die beiden Seiten seiner geistigen Fähigkeiten zusammenführen, als wären sie nie für sich allein. Bald wird dem Denker gewahr, dass er dadurch, dass er sich selbst im Geiste geeint hat, die oft so deutlich entzweite Welt in Wahrheit fest zusammenhält. So wirkt er ein und ist doch frei.

KURZ UND BÜNDIG

Ausrichtung/Tugend *(siehe Quellennachweis)*:

Darbringen von Opfern

Spirituelle Verhinderung/Untugend:

Zwanghaftigkeit

Zwischenmenschlicher (biologisch) Konflikt (Buch: "Orientierung in der Partnerschaft"):

Existenzangst

Dynamischer Prozess in der Konflikt-Auflösung:

Pläne schmieden

Gehirnmodulation (Hörbuch):

Ist ein mächtiger Baum gefallen ...

Gehirnareal im HCS (Neuronale Schaltzentrale) (DVD's):

Hippocampus (5, 14, 23)

Leitstern/Geniale Charaktere im Baumspiegel (DVD's):

Mahatma Gandhi, 02.10.1869 - 30.01.1948

Chem. Element im Periodensystem:

Kohlenstoff

Erziehung - Entwicklungsjahre:

6. LJ - (61.-72. Mt)

Gesicht und Ausdruck:

Beschämung

Organischer Schlüssel:

Keimdrüsen

Stärkungsmittel (Homöopathie im HCS):

Drosera

UR-Krankheit (entsteht bei Verhinderung des Wachsums):

Belastung durch Autoritäten

ORGAN

Sinnesorgan: **Keimdrüsen**

Keimdrüsen sind beim Mann die Hoden und bei der Frau die Eierstöcke. Die Keimdrüsen reifen während der Pubertät unter der Steuerung von Hormonen der Hypophyse. In den Keimdrüsen findet die Bildung der Geschlechtshormone statt. Es sind Testosteron und Androgene beim Mann, Progesteron und Östrogene bei der Frau.

Grösse zu zeigen bedeutet viele kleine Schritte und manchmal auch Fehlschritte gegangen zu sein. Ein Fall hält uns nicht auf, zum Ziel zu gelangen.

WIE WIRD EIN BEDÜRFNIS NACH EINER BIRKENBAUM-ESSENZ FESTGESTELLT?

Anhand der Auslotung der negativen und positiven empfundenen Lage, des Ausdrucks von Licht und Schattens, findet der Interessierte in der folgenden Tabelle die betreffende **Baum-Essenz** zur Wiederherstellung eines gesunden Gleichgewichts:

Zustand im **Schatten**	Zustand im **Licht**
empfindet sich als Opfer durch andere	der Mensch lernt loszulassen
durch Egoismus werden andere manipuliert	lernt, auch den Willen anderer zu akzeptieren
Geiz und Ehrgeiz	befreit sich und dadurch auch die anderen

BOTANIK

Betula pendula *Roth.,* **Betulaceae, Weissbirke, Sandbirke**

Die einheimische, sommergrüne Sandbirke erreicht eine Höhe von bis zu 30 m und eine Breite von 4 – 8 m. Ihr natürliches Verbreitungsgebiet liegt in Europa und Klein Asien. Dort wächst sie vornehmlich auf leichten, sandigen Böden, in Flachmooren , auf Heiden, an Waldrändern und als Pioniergehölz im Unterholz.

Bei der Sandbirke blättert die weisse Rinde leicht ab, sie wird später borkig und schwarz. Die Krone junger Bäume ist schmal kegelförmig, ältere Exemplare sind hoch gewölbt mit lang herab hängenden Zweigen. Die jungen, hängenden, purpurbraunen, dünnen Zweige sind warzig und stark harzdrüsig. Betula pendula   entwickelt 3 - 7 cm lange, dreieckige, fein zugespitzte Blätter mit grob doppelt gesägten Rändern. Im Herbst färben sich die Blätter gelb. In der Jugend sind die Blätter klebrig. 3 – 4 cm lange Kätzchen als Blüten der Sandbirke erscheinen zu zweit oder viert an den Enden kleiner Zweige. Im April stäuben sie gelb. Männliche und weibliche Blüten befinden sich am selben Baum. Die weiblichen Blüten werden durch den Wind bestäubt.

Betula pendula bildet mit der Moorbirke Betula pubescens häufig Bastarde. Da Betula pubescens triploid ist und Betula pendula diploid sind die Kreuzungen normalerweise auch triploid und steril.

Droge von Betula pendula ist die Birkenrinde (Betula cortex). Inhaltsstoffe sind mit 4 – 15% Proanthocyanidine, Leucoanthocyanidine, Triterpene (Betulin, Betulinsäure, Lupeol), ausserdem Phenolearcarbonsäuren, Spuren ätherischer Öle, Betulosid bis 0,35. In der Volksheilkunde wird die Droge bei Hautkrankheiten und Wassersucht, äusserlich für Bäder gegen Fussschweiss, Hautausschlägen und für Umschläge bei Abszessen verwendet. Die Birkenblättern enthalten Flavanoide, 2 – 3%. U.a. enthalten sie Ascorbinsäure (0,5%), mineralische Bestandteile, Kaliumtartrat und Calciumoxalat. Als Tee werden die Blätter bei Nierengriess und in den ableitenden Harnwegen eingesetzt. In der Volksheilkunde verwendet man 2 – 3 g Birkenblätter für eine Frühjahrskur bei Gicht, Rheuma und als Blutreinigung. Für den Badezusatz werden die Blätter bei Arthritis eingesetzt. In Salben verarbeiteter Birkenteer aus dem Holz von Betula pendula dient zur Therapie bei Parasitenbefall. Der im Frühjahr gesammelte Birkensaft aus den Stämmen der Bäume wurde früher in der Volksmedizin gegen Haarausfall verwendet. Recht erfolgreich wirkt die gut ausgeglühte Holzkohle aus Birkenholz bei Krampfaderleiden, Entzündungen der Atemwege, Verdauungsschwäche und bei Herz- und Kreislauferkrankungen.

(Quelle: **Schriften** *Diplom-Botaniker Herbert Varnecke)*

Lat. bot. Name: **Hippocastanum**

Nr. 7 Kastanienbaum-Essenz

Schlüsselwort des Kastanienbaumes
GEBURT

Ist das menschliche Herz hinter einer harten Schale verborgen,

so schenkt uns die Gnade den Fall.

EINFLUSS AUF DIE KÖRPERLICHE EBENE

positiv	*negativ*
Stärkung der Gefässwände	Verengung der Blutgefässe
Eisenregulation	Verklebungen in den flüssigen Elementen des Körpers mit Absinkungstendenz
Venenwandstärkung	Venenwandschwäche
Anregung der Stoffwechselvorgänge	Mangelerscheinungen durch Schwerfälligkeit
schleimlösend	sich gehen lassen fördert die Durchblutungsschwäche
Entwässerung in Stauungszonen	Leberstauung, Stauungssymptome generell
Durchblutungsförderung des Kopfes	Bluthochdruck
verbesserte Regulierung der Dickdarmtätigkeit	

PRINZIP

Grösse zu entwickeln (ver-)braucht kraftvolles sich Einbringen in die Lebensumstände und diese kann man sich nicht nach Belieben einfach aussuchen. Gerade in den Erfahrungen, die im Fallen liegen, liegt ein grosser Gewinn, denn diese Erfahrungen erinnern den Menschen an das in ihm liegende Vertrauen. Das Vertrauen an den tieferen Sinn ist wie ein Same. Fällt er auf den Boden der irdischen Tatsachen und versinkt durch die Umstände in ihm, ist die Zukunft in eine lichtvolle Zeit schon in Vorbereitung für ein raumförderndes Wachstum.

Förderung:

Sich aus den bindenden Umständen zu befreien ist nicht immer ganz leicht. Deshalb kann die Schwere auch eine Hilfe sein. Sie schenkt dem Menschen die Möglichkeit, etwas fallen zu lassen. Dabei senkt sich vielleicht durch Verständnis in Demut sein Haupt.

KURZ UND BÜNDIG

Ausrichtung/Tugend *(siehe Quellennachweis)*:

Studium der Heiligen Schriften

Spirituelle Verhinderung/Untugend:

Unwissenheit

Zwischenmenschlicher (biologisch) Konflikt (Buch: "Orientierung in der Partnerschaft"):

Machtgelüste

Dynamischer Prozess in der Konflikt-Auflösung:

Zurückhaltung

Gehirnmodulation (Hörbuch):

Das Bad im heiligen Wasser

Gehirnareal im HCS (Neuronale Schaltzentrale) (DVD's):

Medulla oblongata, Nachhirn (7, 16, 25)

Leitstern/Geniale Charaktere im Baumspiegel (DVD's):

Ludwig van Beethoven, 16.12.1770 - 26.03.1827

Chem. Element im Periodensystem:

Stickstoff

Erziehung - Entwicklungsjahre:

7. LJ - (73-84. Mt)

Gesicht und Ausdruck:

Verminderte Aktivität

Organischer Schlüssel:

Peripheres Nervensystem

Stärkungsmittel (Homöopathie im HCS):

Natrium muraticum

UR-Krankheit (entsteht bei Verhinderung des Wachsums)

Einfluss durch „dämonische Kräfte"

ORGAN

Sinnesorgan: **Peripheres Nervensystem**

Zum Nervensystem gehören Gehirn, Rückenmark und das periphere Nervensystem. Das Nervensystem ist das vielfältigste und gleichzeitig komplizierteste System unseres Körpers.

Das periphere Nervensystem bildet die Brücke des Zentralnervensystems zu allen Körperteilen. Jeder einzelne der vielen Nerven, die im Ganzen wie Leitungsbahnen in einem Netzwerk fungieren, ist ein Bündel aus sensorischen und motorischen Nervenfasern. Als Hauptnerven gelten 43 Nervenpaare. 12 von ihnen bilden die Hirnnerven. Die anderen 31 Paare, es sind die Spinalnerven, führen durch das Rückenmark und verteilen sich im ganzen Körper. Alle Nerven begleiten Venen und Arterien. Nerven, Venen und Arterien bilden eine Funktionseinheit für das dynamische Gleichgewicht und die Balance zwischen den aufsteigenden aktiven und den absteigenden passiven Kräften.

Aufrichtung beginnt im Inneren durch Begabung und bewirkt die Stellung im Äußeren.

WIE WIRD EIN BEDÜRFNIS NACH EINER KASTANIENBAUM-ESSENZ FESTGESTELLT?

Anhand der Auslotung der negativen und positiven empfundenen Lage, des Ausdrucks von Licht und Schattens, findet der Interessierte in der folgenden Tabelle die betreffende **Baum-Essenz** zur Wiederherstellung eines gesunden Gleichgewichts:

Zustand im **Schatten**	Zustand im **Licht**
fühlt sich von einem Mitmenschen fallen gelassen	hilft uns, durch die Erfahrung des Schmerzes aufrichtig zu sein
Erschütterung oder Absturz	fördert das geistige Erwachen durch das Fragen nach dem Warum
Schicksalsschlag durch materiellen Verlust	löst Verhärtungen

BOTANIK

Castanea sativa *Mill.*, Fagaceae, Esskastanie, Edelkastanie, Marone

Der 35 m hohe und 10 m breite, sommergrüne Baum steigt im Gebirge bis über 700 m. Die Esskastanie benötigt lockeren Lehmboden in milden Klimaten. Ihre Nordgrenze hat Castanea sativa an der Weinstrasse und im Spessart. Wahrscheinlich wurde die Esskastanie von den Römern in Deutschland angesiedelt. Ihr natürliches Verbreitungsgebiet liegt in S. Europa, W. Asien und N. Afrika.

Die Stämme älterer Bäume haben eine rissige, eichenartige, graue bis schwarze Rinde. Die Rinde junger Bäume ist glatt, braungrün, später silbergrau. Weit ausladend und kegelförmig ist die Krone junger Bäume. Älterer Exemplare sind hoch gewölbt. Castanea sativa hat 10 – 25 cm lange und 4 – 6 cm breite, langzettliche, am Rand spitz gezähnte Blätter. Im Herbst färben sich die Blätter gelb. Blütezeit ist Ende Juni. Männliche und weibliche Blüten sitzen am selben Baum. Die Blüten sind 12 – 22 cm lange, büschelig stehende, aufrechte Kätzchen. Nach dem Aufblühen der männlichen Blüten werden die Pollen von einem klebrigen Kitt überzogen. Dieser wird von Insekten gesammelt. Später trocknet der Kitt aus und wird vom Wind verweht. Die braune, ca. 2,5 cm lange, spitz zulaufende Frucht der Edelkastanie ist in einem vierklappigen, weichstacheligem Becher eingebettet. Jeder Becher enthält einen Samen.

Sowohl Plinius als auch Diuskurides erwähnten im 1. Jahrhundert nach Christus die medizinische Wirkung der Früchte als Abführmittel und gegen Bluthusten (Keuchhusten). Gesammelt werden die Blätter der Esskastanie im September, Oktober. Inhaltsstoffe sind Gerbstoffe, Flavanoide (Quercetin, Myrecetin, Glycoside), Ascorbinsäure. In der Volksheilkunde wird die Droge bei Erkrankungen der Atemwege, Beinbeschwerden, Durchblutungsstörungen, Diarrhoe und als Gurgelmittel bei Halsentzündungen eingesetzt. Die Früchte besitzen einen hohen Stärke- und Zuckergehalt. Rindenauszug soll mit Vorsicht und nur für kurze Zeit eingenommen werden, da die Verdauungsorgane durch Gerbstoffe geschädigt werden können.

(Quelle: **Schriften** *Diplom-Botaniker Herbert Varnecke)*

Nr. 8 Birnenbaum-Essenz

Schlüsselwort des Birnenbaumes
HINGABE

Wenn du mein Vorbild bist, bin ich deine Hoffnung.

EINFLUSS AUF DIE KÖRPERLICHE EBENE

positiv	*negativ*
Leber- und Gallenfunktionen werden angeregt	Ansammlung von Stoffwechselschlacken im Bindegewebe
Ausscheidung von Giften und parasitären Elementen	(Zysten, Myome, Warzen, Pilzerkrankungen, Parasitenbelastungen)
der Dickdarm wird beweglicher in der Motorik	Gewichtsprobleme
die Entgiftung über die Lungen angeregt	ungenügende Entgiftung über die Atmung
kreislaufstärkend	Lungen- und Dickdarmfunktion sind träge
drucksenkend	die Sauerstoffsituation ist unzulänglich
	Bandscheibenvorfall

PRINZIP

Hat der Mensch die Erfahrung durch den Schmerz im Leben gemacht, möchte er anderen gerne helfen diese zu umgehen oder zu vermeiden. Er wird vielleicht mütterlich und besorgt, anstatt beschwingt und visionär. Die Schwere der irdischen Existenz wird für den Menschen in den Vordergrund treten. Auch seine eigene Schwere nimmt zu und belastet mehr und mehr sein Leben. Die Kümmernis kann nun zur Belastung werden und die menschliche Existenz umwölken. Das Gleichgewicht zwischen den beiden polaren Kräften, welche die alten Chinesen mit Yin und Yang bezeichneten geraten in ein Ungleichgewicht. Die weibliche, schwere Seite nimmt immer mehr Raum ein und schwächt die Seelenkraft. Auch untergräbt sie die Psyche und macht die körperliche Ebene schwerfällig.

Förderung:

Bewusst die Gedankenwelt in die Sonnenseite stellen und Unabhängigkeit, auch vom Leid der Welt, anstreben. Der Mensch muss sich nicht selbst aufgeben, um die Welt zu verbessern. Denn jedes einzelne Wesen wird sich durch Gnade selbst befreien.

KURZ UND BÜNDIG

Ausrichtung/Tugend *(siehe Quellennachweis)*:

Entsagung (tapah)

Spirituelle Verhinderung/Untugend:

Anhaften

Zwischenmenschlicher (biologisch) Konflikt (Buch: "Orientierung in der Partnerschaft"):

Eifersucht

Dynamischer Prozess in der Konflikt-Auflösung:

Akzeptanz

Gehirnmodulation (Hörbuch):

In der Heimat des Phönix

Gehirnareal im HCS (Neuronale Schaltzentrale) (DVD's):

Gyrus supramarginalis, (6, 15, 24)

Leitstern/Geniale Charaktere im Baumspiegel (DVD's):

Samuel Hahnemann, 10.04.1755 - 02.07.1843

Chem. Element im Periodensystem:

Sauerstoff

Erziehung - Entwicklungsjahre:

8. LJ - (85.-96. Mt)

Gesicht und Ausdruck:

Schmerz (Verzweiflung)

Organischer Schlüssel:

Thymus, Lymphgefässe

Stärkungsmittel (Homöopathie im HCS):

Causticum

UR-Krankheit (entsteht bei Verhinderung des Wachsums):

Fehlende Heilmittel und der Mangel an Hygiene

ORGAN

Sinnesorgan: **Thymus, Lymphgefässe**

Der Thymus (Thymusdrüse) liegt hinter dem Brustbein. Er wächst bis zur Pubertät, in der er seine größte Ausdehnung erreicht, und bildet sich danach kontinuierlich zurück. Die Thymusdrüse hat eine Auswirkung auf unsere Immunabwehr und hat wie eine Datenbank die wichtigen Informationen für alle möglichen Krankheitskeime gespeichert. Der Thymus ist wesentlich am Aufbau und an der Prägung des Immunsystems beteiligt, indem er bestimmte weiße Blutkörperchen produziert. An einigen Stellen der Lymphgefäße befinden sich Lymphknoten.

Die Lymphgefäße verlaufen neben den Arterien und Venen. Sie haben eine äußerst dünne, durchlässige Wand, die es ermöglicht, dass neben überflüssiger Zellflüssigkeit auch Bakterien sowie größere Moleküle und Partikel aus den Geweben ab- transportiert werden können. Die wässrige Lymphflüssigkeit durchfließt über ein eigenes Kapillarsystem alle weichen Körpergewebe und hat klärende Funktion. Die zwischengeschalteten Lymphknoten dienen als Filterstationen, in denen Krankheitserreger und Fremdkörper gefiltert und unschädlich gemacht werden. Bei fast allen Krankheiten spielt das Lymphsystem mit den Gefäßen eine wichtige Rolle zur Reinigung des Bindegewebes, der Schleimhaut und zum Immunschutz des Körpers.

Wer die Schmerzen der anderen lindert, verpflichtet sich zum Guten und wird selbst durch Linderung beschenkt.

WIE WIRD EIN BEDÜRFNIS NACH EINER BIRNENBAUM-ESSENZ FESTGESTELLT?

Anhand der Auslotung der negativen und positiven empfundenen Lage, des Ausdrucks von Licht und Schattens, findet der Interessierte in der folgenden Tabelle die betreffende **Baum-Essenz** zur Wiederherstellung eines gesunden Gleichgewichts:

Zustand im **Schatten**	Zustand im **Licht**
Mangel an Hingabe	gibt uns die Kraft, aufzugeben
Widerstand durch Schmerz, weil dieser nicht verwandelt werden kann in Erkenntnis	Neuanfang nach spät verarbeiteter Verletzung
Minderwertigkeitsgefühle, besonders im intellektuellen Bereich	fördert die weibliche Kraft der Intuition, zuzulassen

65

BOTANIK

Pyrus communis *L.*, Rosaceae, Gemeiner Birnbaum

Beheimatet ist der sommergrüne Gemeine Birnbaum an Waldrändern und Hecken in Mitteleuropa bis Westasien. Der Baum benötigt nährstoffreiche, kalkhaltige Lehm- oder Tonböden. Die Wurzeln reichen mit einer Pfahlwurzel sehr tief in den Untergrundboden. Der breit kegelförmige Wildbaum wird bis zu 15 – 20 m hoch und 5 m breit. Die Rinde ist dunkelbraun bis schwärzlich mit tiefen Längs- und Querrissen. Von April bis Mai erscheinen die zottig behaarten, kahlen Trugdolden mit bis zu neun Blüten in den Achseln der vorjährigen Kurztriebe. Die Blüten werden von Insekten bestäubt und haben einen Durchmesser von ca. 3 cm. Die Zweige sind dornenlos bis leicht dornig. Blätter von Pyrus comunis sind eirund bis elliptisch, 3 – 8 cm lang, spitzkerbig gesägt, anfangs zottig behaart, im Herbst lebhaft blutrot gefärbt.

Sämtliche Kultursorten wurden aus Hybridformen aus Pyrus communis gezüchtet. Bereits im 16. Jahrhundert gab es rund 50 Kultursorten.

Die Droge wird aus getrockneten Birnenblättern hergestellt Inhaltsstoffe sind Arbutin, Pyrosid, Depsid, Chlorogensäure, Kaffeesäure (Anwendung bei Harnröhrendesinfizienz. Das Birnbaumholz ist sehr hart und schwer spaltbar. Es eignet sich sehr gut zur Herstellung von Möbeln. (Ersatz für Ebenholz).

(Quelle: *Schriften* Diplom-Botaniker Herbert Varnecke)

66

Nr. 9 Kirschbaum-Essenz

Schlüsselwort des Kirschbaumes
SCHULD

Der Körper trägt schwer an den Seufzern der Welt,
doch der Geist verwandelt sich und lässt die Flügel wachsen.

EINFLUSS AUF DIE KÖRPERLICHE EBENE

positiv	*negativ*
Darmreinigung	Darmstörung
Erweichen von Verhärtungen	Kotsteinbildung
Schleimhautregenerierend	Verunreinigung des Wasserhaushaltes
Nierenentstauung	Nierenschwäche
Magen u. Darm stärkend	Durchblutungsstörung des Kopfes
Blasenreinigungslust	Bewusstseinsstörung
	Erinnerungsverlust

PRINZIP

Der Mensch will erobern, sich bereichern und nach Höherem streben. Doch in ihm und seinem Wesen kehrt sich vielleicht die Evolution der Erde um. So hat er durch seinen Drang, gross zu sein, nur eines zu geben, ein Diener für das Ganze zu sein. In diesem besonderen Dienst zu wirken, heisst Verpflichtung zu sein, an das lichtvolle Prinzip im Leben, auch um die Trägheit der irdischen Welt durch Tatkraft einst ganz zu überwinden.

Förderung:

Sich aus der Schwerfälligkeit zu erheben, hat einen Sinn. Doch sich für das Vergängliche zu spenden, bringt Schmerzen und Verlust, niemals bringt es Leichtigkeit und Gewinn.

KURZ UND BÜNDIG

Ausrichtung/Tugend *(siehe Quellennachweis)*:
Einfachheit

Spirituelle Verhinderung/Untugend:
Zersplitterung

Zwischenmenschlicher (biologisch) Konflikt (Buch: "Orientierung in der Partnerschaft"):

In Angst versetzen lassen

Dynamischer Prozess in der Konflikt-Auflösung:

Mut entwickeln

Gehirnmodulation (Hörbuch):

Das Ende der langen Suche

Gehirnareal im HCS (Neuronale Schaltzentrale) (DVD's):

Thalamus, Blauer Kern (Locus Coeruleus), (3, 12, 21)

Leitstern/Geniale Charaktere im Baumspiegel (DVD's):

Garri Kasparow, 13.04.1963

Chem. Element im Periodensystem:

Fluor

Erziehung - Entwicklungsjahre:

9. LJ - (97.-108. Mt)

Gesicht und Ausdruck:

Depression

Organischer Schlüssel:

Appendix, Blinddarm, Dickdarm

Stärkungsmittel (Homöopathie im HCS):

Calcium carbonicum

UR-Krankheit (entsteht bei Verhinderung des Wachsums):

Schuld der Verdrängung

ORGAN

Sinnesorgan: **Appendix, Blinddarm, Dickdarm**

Der Dickdarm hat einen Durchmesser von etwa sechs Zentimetern und ist ungefähr 1,5 Meter lang. Er dient dazu, dem Darminhalt das Wasser zu entziehen und Kot vorzubereiten. Millionen von Colibakterien im Dickdarm sind an der Verdauung und Synthese von bestimmten

Nahrungssubstanzen beteiligt. Durch die Darmperistaltik wird der feste Stuhl in den Enddarm transportiert und dort nur noch kurze Zeit behalten. Der Blinddarm mit dem wichtigen Immunorgan dem Appendix und die Region des Querdarms und des absteigenden Dickdarms sind für die Gesundheit des Körpers sehr wichtig. Der Blinddarm, der aufsteigende, der querliegende und der absteigende Dickdarm, der in einer S-Schlinge, genannt Sigmaschlinge, mit dem Mastdarm (Rectum) und dem Analkanal verbunden sind, bilden eine grosse Funktionseinheit.

Wer abwehren kann, wird siegen können.

WIE WIRD EIN BEDÜRFNIS NACH EINER KIRSCHBAUM-ESSENZ FESTGESTELLT?

Anhand der Auslotung der negativen und positiven empfundenen Lage, des Ausdrucks von Licht und Schattens, findet der Interessierte in der folgenden Tabelle die betreffende **Baum-Essenz** zur Wiederherstellung eines gesunden Gleichgewichts:

Zustand im **Schatten**	Zustand im **Licht**
Gefühlsmangel durch verdrängte Emotionen	hilft, verborgene, versunkene Erinnerungen an Verletzungen loszulassen
Verletzungen durch andere werden in die Welt zurückgesendet	Schuldgefühle, die im Verborgenen schlummern, werden verwandelt
Stagnation und Vergesslichkeit	fördert die Erinnerung an das Leben im Schatten

BOTANIK

Prunus avium *L.*, Rosaceae, Vogelkirsche

Im allgemeinen wird die sommergrüne Vogelkirsche ca. 25 m hoch und 4 – 6 m breit, gelegentlich erreicht sie eine Höhe von 30 m. Beheimatet ist der Baum in den Laub- und Mischwäldern Europas, N. Afrikas, Klein Asiens, des Kaukasus und W. Sibiriens. Prunus avium liebt Böden mit Kalkuntergrund.

Die Rinde junger Bäume ist graurosa, an älteren Exemplaren graurot mit helleren Lentizellen, die Krone ist kegelförmig. Zweige von Prunus avium sind dick mit vielen kahlen Kurztrieben. Die eilänglichen, zugespitzten, 8 – 12 cm langen Blätter haben grob und unregelmässige

Blattränder. Im Herbst färben sie sich von gelb bis orange. Zwischen April und Mai erscheinen die weissen Blüten in sitzenden Dolden am vorjährigen Holz. Sie sind 2,5 cm im Durchmesser. Die dunkelrote Steinfrucht ist klein, 8 – 10 mm im Durchmesser.

Von der Süsskirsche, wie die Kulturform genannt wird, gibt es zahlreiche Kultursorten. Das Holz ist grobfaserig, sehr hart und sehr schwer spaltbar, vorzüglich als Möbelholz geeignet. Musikinstrumente werden aus dem Holz der Vogelkirsche gefertigt.

Die giftigen Samen von Prunus avium enthalten das Glycosid Amygdalin. In der Volksmedizin werden Fruchtstiele gegen Durchfall und als harntreibendes Mittel verwendet. Droge ist das Kirschgummi. Es wird aus dem Gummiharz gewonnen, das nach Verletzung des Stammes austritt. Das Harz wird in ähnlicher Weise genutzt wie das aus Akazienarten gewonnene Gummi arabicum. Früher wurden Kirschblätter auch als Tabakersatz genutzt.

(Quelle: *Schriften Diplom-Botaniker Herbert Varnecke)*

Lat. bot. Name: **Quercus robur**

Nr. 10 Eichenbaum-Essenz

Schlüsselwort des Eichenbaumes
ERLEUCHTUNG

Durch den passiven Zustand der Stille entwickelt sich die Dynamik der Ruhe, die Neues in uns gebären wird, wenn die Zeit dafür kommt.

EINFLUSS AUF DIE KÖRPERLICHE EBENE

positiv	*negativ*
Befreiung aus körperlichen Zwängen	Erschöpfung
Stärkung der Knochen	Schmerzen der Knochen
Rückenmuskulaturkräftigung	Rückenschwäche
Nerventonikum	Altersschwäche
	Magen-Darmschwäche
Sehnen und Bänderstärkung	Regenerationsschwäche
Verjüngung durch Entspannung	fühlt sich in einer unbestimmten Weise verbraucht und alt an
Zahnwurzelstärkung durch Nervenstärkung	Kiefer-Knochenbelastung
	Zahnprobleme
	Entzündung
	Gewebsschwäche
	Rheuma- Gelenkbeschwerden

PRINZIP

Die Bewegung in der Zeit lässt alles andere, auch das, was nach Ruhe förmlich schreit, nicht wirklich stille werden. Alles, was Form besitzt, ist im Joch der Betriebsamkeit und angebunden. Und gleich wie ein einsames Rädchen im Uhrwerk der gesamten Schöpfung ruft es, bewegt durch den Zwang. Es hofft auf einen Erlass, ununterbrochen bewegt zu sein.

Förderung:

Obwohl sich alles immer nur in Bewegung befindet, gibt es in der Mitte der Zeit die ruhende Kraft. Sie ist die regenerierende Macht, die das Alte aus dem Zwang, sich durch das Leben stets verausgaben zu müssen, befreit. Die Furchtlosigkeit und der feste Glaube in der Gegenwart ist die Medizin für die Stärke des Bewusstseins.

KURZ UND BÜNDIG

Ausrichtung/Tugend *(siehe Quellennachweis)*:

Gewaltlosigkeit

Spirituelle Verhinderung/Untugend:

Gewalt

Zwischenmenschlicher (biologisch) Konflikt (Buch: "Orientierung in der Partnerschaft"):

Kritiksucht

Dynamischer Prozess in der Konflikt-Auflösung:

Urteilslosigkeit üben

Gehirnmodulation (Hörbuch):

Auf der Werkbank des Lebens

Gehirnareal im HCS (Neuronale Schaltzentrale) (DVD's):

Colliculi superiores, Tectum, Colliculi inferiores, (3, 12, 21)

Leitstern/Geniale Charaktere im Baumspiegel (DVD's):

Dante Alighieri, 1265 - 14. 09.1321

Chem. Element im Periodensystem:

Neon

Erziehung - Entwicklungsjahre:

10. LJ - (109.-120. Mt)

Gesicht und Ausdruck:

Schadenfreude

Organischer Schlüssel:

Skelett

Stärkungsmittel (Homöopathie im HCS):

Aurum metallicum

UR-Krankheit (entsteht bei Verhinderung des Wachsums):

Schwäche durch Vertreibung

ORGAN

Sinnesorgan: **Skelett**

Das Skelett des Menschen lässt sich in das Schädelskelett, das Rumpfskelett und das Gliedmaßenskelett einteilen. Das Skelett eines neugeborenen Kindes besteht zuerst noch aus mehr als 300 Knochen beziehungsweise Knorpeln, die im Verlauf des Wachstums teilweise zusammenwachsen und dabei immer fester und kräftiger werden. Ein ausgewachsener Mensch hat insgesamt 206 Knochen, von denen sich die Hälfte in den Händen und Füßen befindet. Die Kraft in den Händen und Füssen zeigt auch die Fähigkeit sich durchzusetzen und beweglich den individuellen Weg zu gehen.

Wer stark ist, kann Anderen die Hand bieten.

WIE WIRD EIN BEDÜRFNIS NACH EINER EICHENBAUM-ESSENZ FESTGESTELLT?

Anhand der Auslotung der negativen und positiven empfundenen Lage, des Ausdrucks von Licht und Schattens, findet der Interessierte in der folgenden Tabelle die betreffende **Baum-Essenz** zur Wiederherstellung eines gesunden Gleichgewichts:

Zustand im **Schatten**	Zustand im **Licht**
Erschöpfung durch die Betriebsamkeit der Welt	entwickelt in sich die Sehnsucht nach Ruhe
fühlt sich den Anforderungen nicht länger gewachsen	sucht in sich eine andere Welt und findet die Dynamik der Ruhe
mangelndes Selbstvertrauen, welches die äussere Aktivität fördert	verwandelt Getriebenheit in Verstehen und Ruhe

BOTANIK

Quercus robur *L.,* **Fagaceae, Stieleiche**

Die sommergrüne Stieleiche wird gewöhnlich 20 – 30 m hoch und 8 – 15 m breit, erreicht aber gelegentlich auch die stattliche Höhe von 50 m. Das natürliche Verbreitungsgebiet von Quercus robur liegt in Europa, N.O. Russland, S.W. Asien, Klein Asien, Spanien und N. Afrika. Im geschlossenen Forstbestand entwickelt die Stieleiche einen hohen Stamm, während sie bei freistehenden Exemplaren meistens nur einen sehr kurzen Stamm besitzt. Bei diesen Bäumen, mit weit ausladenden, knorrigen Ästen wird die Krone von mehreren Hauptästen gebildet. Mit ihrer tief reichenden Pfahlwurzel benötigt Quercus robur einen tiefgründigen Lehmboden. Oft ist die Stieleiche Bestands bildend, vergesellschaftet mit Hainbuche, Traubeneiche und Vogelbeere. Mit der Traubeneiche kreuzt sich die Stieleiche ein und bildet einen Bastard. Einige Bäume von Quercus robur erreichen bis zu 1.300 Jahre und einen Stammumfang von bis zu 13 m. Im Gebirge klettern manche Exemplare bis über 1.000 m.

Die Borke der Stieleiche ist dunkel grau und tief rissig. Junge Triebe sind kahl, grünbraun und leicht bereift mit bräunlichen Lentizellen. Blätter erscheinen sehr spät, von April bis Mai, sie sind verkehrt eiförmig bis länglich, 5 – 10 cm lang, unregelmässig rundlich gelappt, auf beiden Seiten des Blattes 3 – 6 Lappen. Im Herbst färben sich die Blätter braun bis braunorange. Die braunen Blätter bleiben oft den Winter über am Baum und fallen erst beim Neuaustrieb. .Männliche und weibliche Blüten befinden sich am selben Baum. Die männlichen Kätzchen sind locker, 2 – 4 cm lang. Weibliche Blüten sitzen ährig auf langen Stielen. .Die Bestäubung der männlichen Pollen auf die weiblichen Blüten geschieht durch den Wind. Die braunen Früchte (Eicheln) sitzen oft zu mehreren an 2 – 3 cm langen Stielen. Ein Drittel der Eichel wird vom Becher umgeben.

Die Stieleiche besitzt wohl das härteste, widerstandsfähigste und langlebigste heimische Holz. Die Droge von Quercus robur ist Quercus cortex (Eichenrinde). Inhaltsstoffe sind Gerbstoffe.

Angewendet wird die Droge bei Schleimhautentzündung im Mund- und Rachenbereich, Entzündungen im Genital- und Analbereich, bei Durchfallerkrankungen. Eine weitere Droge ist Quercus folium (Eichenblätter). Inhaltsstoffe sind Gerbstoffe 6 – 11%, Polyphenole 7%, Flavanoide, Triterpene und Cyclitole. In der Volksheilkunde wird die Droge bei Blutungen, Bluthusten, Durchfällen, Harninkontinenz, Scheidenausfluss und Gebärmutterentzündung eingesetzt. Geröstete Samenkerne der Eicheln, nach dem Entfernen der Schale, dienen als Kaffeeersatz. Durch Eiablage der Gallwespe bilden sich an den Eichenblättern Gallen. Diese Gallen beinhalten 60 – 70% Gerbstoffe als Tannine. Anwendung gegen Zahnfleischentzündungen und Frostbeulen. In der Technik wird die Droge u. a. in der Färberei und Gerbeindustrie verwendet. Aus den Gallen wird Tinte hergestellt.

(Quelle: **Schriften** Diplom-Botaniker Herbert Varnecke)

Nr. 11 Buchenbaum-Essenz

Schlüsselwort des Buchenbaumes
POLARITÄT

Tief im Kern des Schattens findet sich wieder das Licht.

EINFLUSS AUF DIE KÖRPERLICHE EBENE

positiv	*negativ*
Leber- und Nierenreinigung	Leberbelastung durch diverse Giftstoffe
Entgiftung des lymphatischen Systems	Nierenbelastungen durch verschiedene Stoffwechselstörungen
desinfizierende Wirkung im Blut	Belastungen durch chronische, allergische Belastungen
Schleimhaut regenerierend	Folgen von Tier- oder Insektenstichen
Magenschleimhaut stärkend	Folgen von chem. Giften
	Erkrankungen der Haut wie Akne Pusteln etc.
	diverse Geschwüre, chronische Verdickungen im Bindegewebe

PRINZIP

Zwei Seiten hat die Medaille. Nur durch das Lösende in der Bewegung kann der Mensch die eine Wahrheit in die nächst höher liegende Wahrheit umwandeln lassen, denn es ändert sich sein Standpunkt, die Dinge zu sehen. Er hat eine Brücke zu überschreiten, um dann beide Seiten, die er nun kennt, bewusst miteinander in Verbindung zu bringen. Es geschieht durch sein Verständnis über die Polarität, denn diese ist Gemeinschaft in der Welt der Dualität.

Förderung:

Standpunkte wechseln, ohne sie zu verlieren, sondern ganz im Gegenteil sie miteinander zu verbinden, damit etwas ganz Neues daraus entstehen kann.

KURZ UND BÜNDIG

Ausrichtung/Tugend *(siehe Quellennachweis)*:
Wahrhaftigkeit

Spirituelle Verhinderung/Untugend:
Verschleierung

Zwischenmenschlicher (biologisch) Konflikt (Buch: "Orientierung in der Partnerschaft"):

Neid

Dynamischer Prozess in der Konflikt-Auflösung:

Gunst

Gehirnmodulation (Hörbuch):

Wasser und Salz

Gehirnareal im HCS (Neuronale Schaltzentrale) (DVD's):

Mittelhirn (Mesencephalon), Colliculi sup. Inf., (6, 15, 24)

Leitstern/Geniale Charaktere im Baumspiegel (DVD's):

Leonardo Da Vinci , 15.04.1452 - 02.05.1519

Chem. Element im Periodensystem:

Natrium

Erziehung - Entwicklungsjahre:

11. LJ - (121.-132. Mt)

Gesicht und Ausdruck:

Liebe (Pelikansyndrom)

Organischer Schlüssel:

Muskeln

Stärkungsmittel (Homöopathie im HCS):

Agaricus muscarius

UR-Krankheit (entsteht bei Verhinderung des Wachsums):

Verhaftung

ORGAN

Sinnesorgan: **Muskeln**

Jede unserer Haltungen benötigt den Einsatz und die Funktion von Muskeln. Selbst wenn wir untätig sind und liegen bewegt sich unser zentraler Muskel, das Herz und schlägt ca.40 bis 70 mal pro Minute. Immer sind die Sinnesorgane, die Nerven und das Gehirn daran beteiligt, wenn wir unsere Muskeln betätigen. Das Gehirn reagiert auf Sinneseindrücke und gibt entsprechend Anweisungen, wie wir unsere Muskeln einsetzen müssen. Ermöglicht wird dieses Zusammenspiel durch ein Netzwerk, das vom Gehirn aus über das Rückenmark zu den Muskeln führt. Manche dieser Faserbündel arbeiten aber auch unwillkürlich: Die Organmuskulatur ist ununterbrochen in Aktion, ohne dass wir sie bewusst steuern können. Insgesamt haben wir 656 Muskeln. Man unterscheidet drei Arten von Muskeln: die willkürliche, quergestreifte Muskulatur die unwillkürliche, glatte Muskulatur und den Herzmuskel als ei- ne Mischform zwischen diesen beiden Arten.

Spannkraft entsteht durch die Wechselwirkung.

WIE WIRD EIN BEDÜRFNIS NACH EINER BUCHENBAUM-ESSENZ FESTGESTELLT?

Anhand der Auslotung der negativen und positiven empfundenen Lage, des Ausdrucks von Licht und Schattens, findet der Interessierte in der folgenden Tabelle die betreffende **Baum-Essenz** zur Wiederherstellung eines gesunden Gleichgewichts:

Zustand im **Schatten**	Zustand im **Licht**
fühlt sich durch einen anderen im Stolze verletzt	lernt mit der Verletzung durch andere zu arbeiten und verwandelt sie dadurch in Erkenntnis
sät im anderen Groll und Zwietracht, um die Verletzungen, die man scheinbar durch andere erhalten hat, weiterzugeben	verletzter Stolz ist die Chance, den eigenen Schatten in sich zu erkennen und zu verwandeln
kann alte Wunden nicht wahrhaft vergessen, und es bleiben schmerzhafte Narben zurück	lernt sich und anderen zu verzeihen

BOTANIK

Fagus sylvatica L., Fagaceae, Rotbuche

Die sommergrüne Rotbuche erreicht eine Höhe von 35 m und eine Breite von 6 – 10 m. Beheimatet ist sie in M. Europa bis zum Kaukasus. In Wäldern ist der Baum oft bestandsbildend, wenn er die notwenigen Voraussetzungen vorfindet. Fagus sylvatica benötigt Lehmboden mit guter Humusdurchsetzung, guter Wasser- und Luftführung. In den Alpen klettert die Rotbuche auf 1.500 m. In der Regel erreicht sie ein Alter von 120 – 150 Jahren. 300-jährige Rotbuchen sind sehr selten. Das Holz eignet sich für Möbel, Parkett und Furnier und als Brennholz. In der Jugend entwickelt Fagus sylvatica eine schlanke kegelförmige, im Alter breite ausladende Krone. Der Trieb ist matt purpurbraun mit Lentizellen. Die hellbraune, dünne Knospe ist lang zugespitzt, 2 cm lang, mit vielen Schuppen, an der Basis rotbraun. Blattaustrieb erfolgt sehr spät, Anfang April bis Mitte Mai. Das wechselständige, elliptische bis verkehrteiförmige Blatt ist ca. 10 cm lang und 5-6 cm breit. Der Blattrand ist wellig, oben spitzt, anfangs seidig behaart und frisch grün. Im Herbst färbt sich der Baum zuerst blass gelb dann orangerot bis fuchsrot. Männliche und weibliche Blüten erscheinen zusammen mit den Blättern am selben Baum.. Bestäubung erfolgt durch den Wind. Männliche Scheindolden sind fast kugelig an langen, hängenden Stielen. Weibliche Blütenstände mit nur zwei Blüten sind stets näher an der Astspitze angeordnet als die männlichen. Früchte sind die so genannten dreikantigen Bucheckern in einem vierlappigen Kelchbecher. Der Becher ist aussen bestachelt, innen weisslich, 2,5 cm. Ein Mastjahr folgt in der Regel einem heissen Sommer im vorangegangenen Jahr. Das Buchenlaub verrottet langsamer als Eichenlaub. Es reichert aber den Boden mit mildem Humus an.

Droge ist Fagi cortex (Buchenrinde). Die getrocknete Buchenrinde enthält Gerbstoffe (3-4%) wie Suberin, Glucovanillin. Anwendung findet die Droge in der Volksheilkunde bei Bronchialerkrankungen, intestinalem Parasitenbefall, Durchfall, Rheumatismus, Dermatosen und Sumpffieber als Ersatz für Chinarinde aus dem das bekannte Malariamittel Chinin gewonnen wird. In der Gerberei fand es früher Verwendung bei der Lederbereitung. Die Droge Fagi folia (Buchenblätter) enthält Vitamin C, ca. 0,2% in frischer Blattdroge. Verwendung findet es u.a. in der Kosmetik in spezieller Zubereitung. Buchenblätter können nach Fermentation ähnlich wie Tabak geraucht werden. Die Droge Fagi fructus (Bucheckern)enthält ca. 26% Globuline, fettes Öl 45 –50%, davon 90% ungesättigte und 10% gesättigte Fettsäuren. Grössere Mengen Bucheckernkerne sollten nicht verzehrt werden, da Übelkeit, Erbrechen und Leibschmerzen auftreten können. (Quelle: *Schriften Diplom-Botaniker Herbert Varnecke*)

Lat. bot. Name: **Malus**

Nr. 12 Apfelbaum-Essenz

Schlüsselwort des Apfelbaumes **VEREINIGUNG**

Die leidenschaftliche Suche nach Vereinigung führt
über die Trennung am Ende doch zum Ziel.

EINFLUSS AUF DIE KÖRPERLICHE EBENE

positiv	negativ
Stoffwechsel reinigend	Verdauungsschwäche
wasserlösende Heilwirkung	Durchfall
die Galle reinigend	Verstopfung
das Herz stärkend	rheumatische Belastung
	Nierenstein- u. Griesbildung
	Nervenschwäche durch Übersäuerung

PRINZIP

Wenn der Lernprozess beginnt, ist er in sich noch nicht rund. Das stete Streben im Fluss des Lebens nach Vollkommenheit wird das Rundsein in das Bewusstsein des Menschen erheben. Dann wird der Mensch ein Vorbild sein.

Förderung:

Die Forderungen, die der Mensch an seine Umgebung stellt, können nicht der Schlüssel sein. Er selbst muss sich bekehren, muss nach innen gehen, um zu erfassen, was er in die Welt zu bringen hat. Veredlung hat er zu sein.

KURZ UND BÜNDIG

Ausrichtung/Tugend *(siehe Quellennachweis)*:
Frei sein von Zorn

Spirituelle Verhinderung/Untugend:
Zorn

Zwischenmenschlicher (biologisch) Konflikt (Buch: "Orientierung in der Partnerschaft"):
Ohnmächtig ausgeliefert fühlen

Dynamischer Prozess in der Konflikt-Auflösung:
Tatkräftigkeit

Gehirnmodulation (Hörbuch):

Die Pflicht der Verjüngung

Gehirnareal im HCS (Neuronale Schaltzentrale) (DVD's):

Zwischenhirn, Epithal., Subthal., Sulc. Hypothal., (6, 15, 24)

Leitstern/Geniale Charaktere im Baumspiegel (DVD's):

Isaac Newton, 4.01.1663 - 31.03.1727

Chem. Element im Periodensystem:

Magnesium

Erziehung - Entwicklungsjahre:

12. LJ - (133.-144. Mt)

Gesicht und Ausdruck:

Hass

Organischer Schlüssel:

Mund, Lungen

Stärkungsmittel (Homöopathie im HCS):

Calendula officinalis

UR-Krankheit (entsteht bei Verhinderung des Wachsums):

Zorn

ORGAN

Sinnesorgan: **Mund, Lungen**

Das Mundorgan ist der Anfang vom gesamten Verdauungssystem. Aber auch das Zentrum in dem Sprache wirken kann. Die innere Oberfläche der Lunge beträgt insgesamt ungefähr 60-70 Quadratmeter. In jedem Lungenflügel befinden sich etwas 300 Millionen Lungenbläschen, die sich um die Bronchiolen herum zentrieren. Sie werden von tausenden Kapillaren mit sauerstoffreichem Blut versorgt.

Entspanntes Vermitteln durch die Sprache ist wirksame Kommunikation.

WIE WIRD EIN BEDÜRFNIS NACH EINER APFELBAUM-ESSENZ FEST-GESTELLT?

Anhand der Auslotung der negativen und positiven empfundenen Lage, des Ausdrucks von Licht und Schattens, findet der Interessierte in der folgenden Tabelle die betreffende **Baum-Essenz** zur Wiederherstellung eines gesunden Gleichgewichts:

Zustand im **Schatten**	Zustand im **Licht**
fühlt sich durch andere in seiner Entwicklung gehemmt	lernt, die Verhinderung als Chance zu erkennen und in dem Stillestehen Erkenntnisse zu schöpfen
fühlt sich von einem Menschen getrennt durch Streit	lernt, trotz der Unterschiede eine Brücke zu schlagen
hat Angst, das Loslassen als ein Beginn für eine neue Entwicklung positiv zu sehen, gibt Mut	Trennung enthält ein seinem lichtvollen Kern den Weg zur Einheit wieder neu zu gehen

BOTANIK

Malus sylvestris (L.) Mill, Rosaceae, Holzapfelbaum

Der sommergrüne Holzapfelbaum ist ein kleiner Baum oder grosser Strauch. Er erreicht eine Höhe von ca. 7 m. Beheimatet ist Malus sylvestris in Europa bis Vorderasien, in Wäldern, Gebüschen und Hecken auf nährstoffreichen, kalkhaltigen bis Ph neutralen, lockeren Lehmböden. Zur Sammelart gehört u.a. Malus dasyphylla. Der Kulturapfel ist eine Kreuzung zwischen heimischen und asiatischen Apfelwildarten. Über 1.000 verschiedene Sorten sind bekannt.

Die Krone des Baumes ist sehr dicht. Das eirundliche, fast kahle oder schwach behaarte Blatt ist 4 bis 8 cm lang. Die aussen rosaweisse, innen rosa Blüte erscheint von April bis Mai. Bestäubung erfolgt durch Insekten. In der Regel hat eine Blüte 20 oder mehr gelbe Staubblätter.

Die Drogen Mali fructu (Apfelfrucht) enthält Amine, Phloretumid, Arminosäuren, Kohlehydrate (Zucker, Polysaccharide, Pektine), organische Säuren (Apfelsäure), Vitamine, Phenolcarbonsäuren, ätherische Öle, Aromastoffe. In der Volksheilkunde werden fein zerriebene Äpfel Kleinkindern gegeben, die unter Diarrhoe, Dyspepsie oder Ernährungsstörungen leiden. Fruchtschalentee ist ein sehr schmackhafter Tee.

(Quelle: *Schriften* Diplom-Botaniker Herbert Varnecke)

Lat. bot. Name: **Salix alba**

NR. 13 WEIDENBAUM-ESSENZ

Schlüsselwort des Weidenbaumes
VERWANDLUNG

*Wandelt der Mensch im irdischen Kleide, so verwandelt sich sein Ich
und wird zum Selbst durch das Feuer des Lebens,
welches materielle Hüllen verbrennt.*

EINFLUSS AUF DIE KÖRPERLICHE EBENE

positiv	*negativ*
Förderung von ausscheidungspflichtigen Stoffen im Blut, in der Lymphe und im Harn	Stauungen im Wasserelement
	Mondsüchtigkeit
	Urogenitalsystem, Nieren, Blase
	Lymphsystem
	Menstruationsstörungen
	Klimaxbelastungen
	Prostatabelastungen

PRINZIP

Gewohnheiten entwickeln Mechanismen. Damit diese sich bewegen können benötigen sie Kraft. Diese fehlt vielleicht bald für neue Entwicklungsmöglichkeiten. Die Gewohnheit schränkt den Blick in die Zukunft ein und eine Vision wird verdrängt oder sogar vielleicht ganz vergessen.

Förderung:

Gewohnheiten sterben lassen durch bewusstes Opfern für eine bessere Zukunft.

KURZ UND BÜNDIG

Ausrichtung/Tugend *(siehe Quellennachweis)*:
Entsagung (tapah)

Spirituelle Verhinderung/Untugend:
Verkettung

Zwischenmenschlicher (biologisch) Konflikt (Buch: "Orientierung in der Partnerschaft"):
Mangel an Anerkennung

Dynamischer Prozess in der Konflikt-Auflösung:

Unabhängigkeit

Gehirnmodulation (Hörbuch):

Die Aufgabe der Zeit

Gehirnareal im HCS (Neuronale Schaltzentrale) (DVD's):

Tegmentum esencephali, Thal., Nucl. Caud., Basalg., (5, 14, 23)

Leitstern/Geniale Charaktere im Baumspiegel (DVD's):

Johann Sebastian Bach, 31.03.1685 - 28.07.1750

Chem. Element im Periodensystem:

Aluminium

Erziehung - Entwicklungsjahre:

13. LJ - (145.-156. Mt)

Gesicht und Ausdruck:

Inaktivität

Organischer Schlüssel:

Gebärmutter, Eierstöcke

Stärkungsmittel (Homöopathie im HCS):

Calcium phos., Eugenia jambos

UR-Krankheit (entsteht bei Verhinderung des Wachsums):

Entwurzelung

ORGAN

Sinnesorgan: **Gebärmutter, Eierstöcke**

Die weiblichen Fortpflanzungsorgane bilden regelmässig durch den Zyklus Eizellen an den Eierstöcken und ernähren sie im Fall einer Befruchtung in der Gebärmutter bis zur Geburt.

Männliche Geschlechtsorgane: die Vorsteherdrüse (Prostata), die Samenbläschen und der Samenleiter.

Die männlichen Fortpflanzungsorgane sind im richtigen, also naturgegebenen Moment dazu aufgerufen Nachkommen zu erzeugen.

Kommunikation ist ein Vorgang der durch Wechselseitigkeit (im Kreuz) dynamische Kräfte und reichhaltige Ergebnisse erzeugt.

WIE WIRD EIN BEDÜRFNIS NACH EINER WEIDENBAUM-ESSENZ FESTGESTELLT?

Anhand der Auslotung der negativen und positiven empfundenen Lage, des Ausdrucks von Licht und Schattens, findet der Interessierte in der folgenden Tabelle die betreffende **Baum-Essenz** zur Wiederherstellung eines gesunden Gleichgewichts:

Zustand im **Schatten**	Zustand im **Licht**
realitätsbezogenes sich Verlieren in der irdischen Ebene des Seins	verwandelt mangelndes Vertrauen in die geistige Kraft und in Zuversicht
Emotionen werden unterdrückt und damit gestaut	lernt durch das Ausdrücken der Gefühle die Brücken zu den Mitmenschen zu bauen
Herzverhärtung durch erfahrenes Leid und Trauer durch Entwurzelung	öffnet sich der spirituellen Ebene in ihrem Leben

BOTANIK

Salix alba *L.*, Salicaceae, Weiss-Weide, Silber-Weide

Etwa 300 verschiedene, sommergrüne Weidenarten sind über alle Gebiete der nördlichen und gemässigten Zone verbreitet. Salix alba erreicht eine Höhe von bis zu 25 m und eine Breite 6 – 8 m. Das natürliche Verbreitungsgebiet liegt in Europa, W. u. N. Asien, N. Afrika. Der Baum benötigt kalkhaltigen und stickstofffreichen Boden Die Silberweide besiedelt Kies, Sand, Lehm- und Schlamm an fliessenden Gewässern und Auwäldern. Sie bildet oft geschlossene Bestände. Salix alba klettert im Gebirge bis über 1.000 m.

Die Silber-Weide ist raschwüchsig, die Krone ist sehr verzweigt. Jüngere Zweige sind an den Spitzen überhängend, olivbraun, in der Jugend seidenhaarig. Die Borke ist längsrissig. Das wechselständige, lanzettliche Blatt ist blaugrau, oberseits seidig behaart, 5-12 cm lang und 1 cm breit, Blattrand ist fein gesägt, nach beiden Enden zugespitzt. Die Nebenblätter sind ebenfalls lanzettlich. Im Mai erscheinen am selben Baum männliche und weibliche Blüten als

Kätzchen an beblätterten Stielen. Männliche Blüten sind gelb, weibliche schlank grün, bald wollig weiss.

Mit ihrem Wurzelwerk befestigt die Silberweide Flussufer und beugt einer Erosion durch Hochwasser vor. Allerdings ist Salix alba nicht geeignet für reissende Hochwasser. Durch Entwurzelung kann es zu schweren Uferbrüchen kommen. Die Silberweide wird oft als Korb- oder Bindeweide genutzt (Kopfweide).

Die Droge Salix cortex (Weidenrinde) enthält Phenolglycoside wie Salicin und Triandrin, Gerbstoffe, Flavanoide. Angewendet wird die Droge in der Volksheilkunde bei rheumatischen, neuralgischen und grippeartigen Erkrankungen, Schmerzen (Kopfschmerzen). Heute wird die Droge weitgehend durch synthetische Salicylsäure-derivate ersetzt. Die frische Rinde wird bei Gicht und Rheuma eingesetzt.

Salix purpurea *L.*, Salicaceae, Purpurweide

Die Purpurweide ist ein bis 3 m hoher Strauch. Zweige sind schlank, rotbraun, kahl, glänzend. Das Verbreitungsgebiet ist Europa bis Klein Asien.

Die Droge Salicis cortex (Salix purpurea Rinde) wird im Frühjahr gesammelt, geschnittene oder gepulverte, getrocknete Rinde junger Zweige. Sie enthält Phenolglycoside 4 - 8%, Salicingehalt, darunter Salicortin als wichtigster Salicinester. Ausserdem Flavanoide, Naeringinglucoside, Eriodyctiolglucosid, Catechin, Procyanidine. Anwendung findet es bei fieberhaften Erkrankungen, rheumatischen Beschwerden, Kopfschmerzen. Traditionell angewendet bei Neuralgien, inneren Blutungen, Zahnschmerzen. Bei Salicis folium (Salix-purpurea–Blatt) ähnliche Bestandteile und Anwendung wie bei Rinde. Die Rindenpräparate werden bevorzugt.

(Quelle: **Schriften** *Diplom-Botaniker Herbert Varnecke)*

Nr. 14 Pappelbaum-Essenz

Schlüsselwort des Pappelbaumes
MITLEID

Das Leid entwickelt das Mitleiden,
welches das Helfen im Menschen gebären lässt.

EINFLUSS AUF DIE KÖRPERLICHE EBENE

positiv	*negativ*
Stärkung des Bindegewebes	Krampfaderartige Erweiterungen der Venen (Hämorrhoiden)
Venenstärkung	angeborene Bindegewebsschwäche (Stärkung des Kieselsäurehaushalts)
Wirbelsäulenstärkung	chronische Verstopfung
Stärkung nach Knochenbrüchen	schmerzhafter, blutiger Stuhl
Kräftigung und Regulierung des Siliziumhaushalts	Juckreiz, Brennen
Darmwandstärkung	Folgen von Bewegungsmangel
	Verbrennungen
	Risse an der Schleimhautgrenze
	Prostatabelastungen
	Rheuma, Gicht
	Blasenleiden
	Gliederschmerzen

PRINZIP

Wenn der Mensch von der Kraft einer neuen Wachstumsphase beeinflusst wird, dann fühlt sich sein Wesen, wie als wäre es ein Vogel in einem Ei. Er kann noch nicht handeln, sich auch nicht wirklich bewegen in seinem begrenzten Raum und nur im Warten kann und wird es gedeihen. Wenn dann die Zeit gekommen ist, wird er mit einem einzigen Mal in der befreiten Lage sein. Deshalb erinnert sich der kluge Mensch an die Kraft des Wartens in den Wandlungsphasen. Die Erfahrung durch das Leben, nicht Ungeduld hat es gemacht, dass er sich aus dem Zwang begrenzt zu sein, durch eine Anstrengung in Raum und Zeit befreien kann.

Förderung:

Aufbruch ist immer wieder im Leben zu erwarten. Diese Phasen kennen in Wahrheit keinen Zwang. Es geschieht immer nur, wenn die Umstände die Gegenwart und ihr besonderes Wirken zeigen.

KURZ UND BÜNDIG

Ausrichtung/Tugend *(siehe Quellennachweis)*:

Ausgeglichenheit

Spirituelle Verhinderung/Untugend:

Unausgeglichenheit

Zwischenmenschlicher (biologisch) Konflikt (Buch: "Orientierung in der Partnerschaft"):

Respektlosigkeit

Dynamischer Prozess in der Konflikt-Auflösung:

Ehrfurcht vor dem Leben

Gehirnmodulation (Hörbuch):

Das Zentrum als Quelle der Kraft

Gehirnareal im HCS (Neuronale Schaltzentrale) (DVD's):

Medulla oblong., Cerebellum, (5,14,23)

Leitstern/Geniale Charaktere im Baumspiegel (DVD's):

Charles Darwin, 12.02.1809 - 19.04.1882

Chem. Element im Periodensystem:

Silizium

Erziehung - Entwicklungsjahre:

14. LJ - (157.-168. Mt)

Gesicht und Ausdruck:

Verachtung

Organischer Schlüssel:

Nervenzellen

Stärkungsmittel (Homöopathie im HCS):

Ignatia, Aurum muraticum

UR-Krankheit (entsteht bei Verhinderung des Wachsums):

Bosheit

ORGAN

Sinnesorgan: **Nervenzellen**

Im Gehirn befinden sich etwa Hundertmilliarden Nervenzellen, ungefähr soviel wie Sterne in der Galaxie der Milchstrasse sind. Sie setzen Signale von den Sinnesorganen und allen körpereigenen Rezeptoren filtern, analysieren und setzen sie in Antwortsignale für das periphere Nervensystem um. Wenn wir auf einem Lichtstrahl durch unsere Galaxie reisen würden, bräuchte der Mensch etwa hunderttausend Jahre. Dadurch wird erahnbar wie hoch die Zahl Hundert Milliarden ist.

Über ein großes Gefäßnetz erhält das Zentralnervensystem Sauerstoff, Glukose und andere Nährstoffe. Für den Schutz vor Beschädigungen durch Druck und Stoss sorgen der knöcherne Schädel und die Wirbelsäule, drei Bindegewebsschichten, sowie die Gehirn- und Rückenmarksflüssigkeit.

Individualität, Selbstbewusstsein und die guten Beweggründe sollten wie kostbare Rosensträucher im Garten des Menschen gepflegt werden, bei sich selbst, aber auch als Bereitschaft zur Unterstützung für die anderen.

WIE WIRD EIN BEDÜRFNIS NACH EINER PAPPELBAUM-ESSENZ FESTGESTELLT?

Anhand der Auslotung der negativen und positiven empfundenen Lage, des Ausdrucks von Licht und Schattens, findet der Interessierte in der folgenden Tabelle die betreffende **Baum-Essenz** zur Wiederherstellung eines gesunden Gleichgewichts:

Zustand im **Schatten**	Zustand im **Licht**
verhindert den Transformationsprozess durch Ängste	lässt die Verwandlung zu, weil man das Ziel hinter dem Schmerz der Verwandlung ins Auge fasst
baut Verteidigungsmauern auf, um sich zu schützen vor Veränderung	verhindert unnötiges Leid dadurch, dass der Anteil von Schmerz im Wachstumsprozess akzeptiert wird
scheinbare Stärke durch erfahrenes Leid baut unser Ego auf	Herzlichkeit und Mitgefühl werden erwachsen, durch das Akzeptieren von eigenem Leid

BOTANIK

Populus nigra L., Salicaceae, Schwarzpappel

Populus nigra ist ein sommergrüner, raschwüchsiger Baum. Der Baum erreicht eine Höhe von bis zu 30 m und eine Breite von 8 – 12 m. Sein natürliches Verbreitungsgebiet liegt in N. Afrika, M. Europa, Asien bis zum Jenissei auf nassen, tiefgründigen, sandigen bis kiesigen Böden in Auen- und Uferwäldern. Es gibt sehr viele Bastarde mit Populus nigra u. a. die Pyramiden – Pappel (populus nigra „italica") Die Krone junger Schwarzpappeln ist eiförmig, dicht verzweigt. Alte Bäume sind weit ausladend, Äste aufwärtsgerichtet mit dichten Büscheln. Alte Borke ist tief gefurcht, einjährige Triebe sind kreisrund, graugelb, kahl. Die Knospen sind lang gestreckt, rotbraun und klebrig. Winterknospen sind harzig, Blätter gegenständig, rhombisch, lang zu gespitzt, 5 – 10 cm lang. Blätter der Kurztriebe sind kleiner, Blattränder feinkerbig gesägt. Herbstfärbung ist gelb. Männliche und weibliche Blüten erscheinen am selben Baum als Kätzchen Die männlichen Kätzchen werden 4 – 10 cm lang und 1 cm dick. Weibliche Kätzchen werden etwas länger und nur 0,8 cm dick. Fruchtkapseln sind zweiklappig.

Die Droge Oculi Populi (Schwarzpappelknospen), getrocknete Blattknospen enthalten Phenolglycoside, wie Salicin, Populin als Gemisch Salipopulin bezeichnet, ätherische Öle, Flavonglycoside u.a. Chrysin, Gerbstoffe, Mannit, Harze, Gallussäure. Angewendet wird der Glycosidkomplex zur Senkung des Harnsäurespiegels im Blut. In der Volksheilkunde wird die Droge bei chronischer Polyarthritis als Diuretikum, Erkrankung der Harnorgane, Wundheilmittel und Hämorrhidalmittel (Salbe) eingesetzt, auch bei Gicht und Rheuma.

(Quelle: *Schriften* Diplom-Botaniker Herbert Varnecke)

Lat. bot. Name: **Acer platanoides**

Nr. 15 Ahornbaum-Essenz

Schlüsselwort des Ahornbaumes
AUFGABE

Lebt der Mensch nach seiner Mission (Weg),
verbindet er auch sein inneres Auge fest mit seiner Vision (Ziel).

EINFLUSS AUF DIE KÖRPERLICHE EBENE

positiv	*negativ*
Zellverjüngung	Zersplitterung
Regeneration	Zellstörungen
Entzündungshemmung	Magenschleimhautentzündungen
es fördert die körperliche Flexibilität und hilft dem Organismus zur Koordination	Zellwachstumsstörung
	Degeneration im Bindegewebe
	Gelenkschmerzen
	rheumatische Entzündungen
	Gicht

PRINZIP

Durch die eigenen Erfahrungen glaubt der Mensch zu begreifen, wie es in Wirklichkeit ist. Doch nur aus seinem eigenen Blickwinkel heraus lässt sich das Ganze nicht wahrlich ermessen. Auch in der Tiefe wird die Welt nicht verstanden werden. Nur der, welcher sich über die nackten Tatsachen hinweg, - wie durch Flügel getragen, - erhöht und geduldig warten kann, bis der Blick sich klärt, erfährt: Die Welt ist ein Spiegel. Sie ist in ihm als eine Ganzheit zu sehen, wenn der Spiegel klar reflektieren kann. Niemals ist Vollkommenheit im Detail zu erleben, nur im Ganzen ist sie zu erfassen, denn sie schenkt ein vollkommenes Bild. Dieses spricht zum Menschen, wenn er die Klarheit in sich behält.

Förderung:

Intelligenz hat ein Werkzeug zu sein und wie ein Mittel liegt sie in der Hand des Menschen. Sein Vernunft bezogenes Wesen, welches wurzelt im Geist, wird ihn zum Ziel, zum hohen Verständnis über das Ganze geleiten.

KURZ UND BÜNDIG

Ausrichtung/Tugend *(siehe Quellennachweis)*:

Abneigung gegen Fehlerfinden

Spirituelle Verhinderung/Untugend:

Kritiksucht

Zwischenmenschlicher (biologisch) Konflikt (Buch: "Orientierung in der Partnerschaft"):

Nörgelei

Dynamischer Prozess in der Konflikt-Auflösung:

Mut zur Wandlung

Gehirnmodulation (Hörbuch):

Grenzenlos in Raum und Zeit

Gehirnareal im HCS (Neuronale Schaltzentrale) (DVD's):

Präfront.C.,Corp.call., d.Balkens u.d.Fornix, (4, 13, 22)

Leitstern/Geniale Charaktere im Baumspiegel (DVD's):

Galileo Galilei, 15.02.1564 - 08.01.1642

Chem. Element im Periodensystem:

Phosphor

Erziehung - Entwicklungsjahre:

15. LJ - (169.-180. Mt)

Gesicht und Ausdruck:

Feindschaft (Zorn)

Organischer Schlüssel:

Geruchssinn und Tastsinn

Stärkungsmittel (Homöopathie im HCS):

Calcium carb., Carbo animalis

UR-Krankheit (entsteht bei Verhinderung des Wachsums):

Krankhafte Einflüsse des Intellekts

ORGAN

Sinnesorgan: **Geruchssinn und Tastsinn**

Als Riechorgan verfügt die Nase über zahlreiche entsprechende Sinneszellen, die vom Riechnerv ausgehen und in den Nasennebenhöhlen verteilt sind. Wir atmen ein und aus, nehmen immer auch Duftstoffe auf, dann alles duftet aus. Wir erfrischen uns durch die feinstoffliche Energie des Luftelements, wir regulieren durch gesunde Luft und gesunde Ausstrahlung unsere Umgebung und unseren Lebensrhythmus.

Die Riechschleimhaut ist aus Basal- und Stützzellen gebildet, aus denen die Riechzellen hervorstehen. Jede dieser über zehn Millionen Zellen mündet in einen Riechknopf, der von etwa fünf winzigen Riechhärchen besetzt ist. Diese fangen alle verschiedenen Duftmoleküle auf. Die Sinneszellen werden dazu angeregt einen Nervenimpuls zu erzeugen. Die Riechnervenfasern leiten dann den Impuls durch die Siebbeinplatte in den Riechkolben. Von dort werden die Geruchsreize den verschiedenen Gehirnzentren übermittelt, in denen die irdischen Gerüche bewusst wahrgenommen werden können. Durch die Fähigkeit Düfte aufzunehmen erfrischen wir unser Zentralnervensystem und stimulieren uns tiefer und intensiver im Luftelement zuhause zu sein. Dies führt zu einer tiefgreifenden Belebung.

Feinde mag der Mensch nicht lange riechen, sie stören den Geruchssinn. Sie erniedrigen die Rhythmik und beschweren die Lebenskraft. Der Lebensatem ist starken Schwankungen ausgesetzt. Feindschaft in Freundschaft zu verwandeln birgt jedes Mal ein Geheimnis. Es wird nur durch Klarheit und Ruhe, durch die Berührung des Geistes, erfahrbar gemacht.

(Feindschaft: etymologisch abgeleitet vom althochdeutschen fiant, vint – Hass)

WIE WIRD EIN BEDÜRFNIS NACH EINER AHORNBAUM-ESSENZ FESTGESTELLT?

Anhand der Auslotung der negativen und positiven empfundenen Lage, des Ausdrucks von Licht und Schattens, findet der Interessierte in der folgenden Tabelle die betreffende **Baum-Essenz** zur Wiederherstellung eines gesunden Gleichgewichts:

Zustand im **Schatten**	Zustand im **Licht**
Realitätsstolz, verpflichtet sich den irdischen Aspekten seines Seins	erkennt seinen Ursprung in sich und findet damit auch seine ihm ureigenen Ziele wieder

Zustand im **Schatten**	Zustand im **Licht**
Vergesslichkeit, besonders auch im übertragenen Sinne gemeint	erinnert sich neu
Mangel an Vertrauen an das innere, geistige Licht	hilft die Aufgabe im Leben zu finden

BOTANIK

Acer pseudoplatanus L., Aceraceae, Berg-Ahorn

150 Arten der Gattung Acer sind in der nördlichen und gemässigten Zone und in Gebirgen der Tropen bekannt. Der sommergrüne Berg-Ahorn erreicht eine Höhe von 40 m und eine Breite von 7 – 10 m. Beheimatet ist Acer pseudoplatanus vom Harz, Paris, Krim bis zum Kaukasus auf tiefgründigen, kalkhaltigen, sandigen Lehmböden in Schluchtwäldern der Mittelgebirge. Er verträgt keine Nässe und keine langanhaltende Trockenheit. In den Alpen ist der Berg-Ahorn selten, klettert dort aber bis auf 1.500 m. Ein grösseres Vorkommen wurde in der Eng gesichtet, nicht weit vom Sylvensteinspeicher entfernt, im Ahornboden. Bäume von Acer pseudoplatanus sind in der Regel erst mit 30 – 40 Jahren blühreif. Der Bergahorn kann ein Alter bis zu 250 Jahren erreichen.

Die Rinde des Baumes ist anfangs dunkelgrün und glatt, an alten Bäumen rosabraun abschuppend, ähnlich Rosskastanie. Trieb ist grünlich graubraun, längs gestreift, mit hellen Lentizellen, Knospe 8 – 10 mm, eiförmig und grün. Gegenständige Blätter sind fünflappig. Die Lappen sind zu ein bis zwei Drittel eingeschnitten, lang zugespitzt, mit vertieften Blattnerven, unterseits graugrün, oberseits dunkel grün. An alten Bäumen erreichen die Blätter 8 x 10 cm, an jungen Exemplaren 18 x 26 cm . Länge des Blattstiels beträgt 15 cm. Die Herbstfärbung ist wenig schön, meist durch schwarze Flecken (Pilz Rhytissima acerinum) verunziert. Der Pilz lebt nur auf Blättern des Berg-Ahorns. Männliche und weibliche Blüten sind am selben Baum. Blüten erscheinen im Mai als 6 bis 12 cm lange, hängende, gelblich grüne Trauben. Alle Ahornarten werden vom Wind bestäubt. Früchte hängen in kurz gestielten, grünen, an alten Bäumen an intensiv roten Büscheln. Fruchtflügel sind rechtwinklig gespreizt,3 x 1 cm.

Das Holz des Berg-Ahorns ist schwer spaltbar. Für Seitenwände von Musik-instrumenten, Parkett, Brennholz und Holzkohle wird das Holz genutzt.

Acer platanoides L., Aceraceae, Spitz-Ahorn

Der Spitzahorn erreicht eine Höhe von 30 m, beheimatet ist er in Südskandinavien bis zum Kaukasus. Die Krone von Acer platonoides ist hoch gewölbt., oft sehr breit auf kurzem Stamm. Trieb ist rötlich braun oder oliv braun. Die Lappen der gegenständigen Blätter sind spitzer als beim Berg-Ahorn. Herbstfärbung ist gelb. Blütezeit ist von März bis April. Die Früchte hängen, die Flügel sind fast waagerecht. Es gibt viele Gartenformen. Einige Spitz-ahornsorten haben dunkelrote Blätter.

(Quelle: *Schriften Diplom-Botaniker Herbert Varnecke)*

Lat. bot. Name: **Larix decidua**

NR. 16 LÄRCHENBAUM-ESSENZ

Schlüsselwort des Lärchenbaumes
BESCHEIDENHEIT

Das Übermass aller Dinge lässt uns das Ziel

unseres Weges vergessend Machen.

EINFLUSS AUF DIE KÖRPERLICHE EBENE

positiv	*negativ*
Regulation von Milz- und Bauchspeichelfunktion	Zuckerspiegelschwankungen
Energieaufbaulösungen von Ablagerungen in Geweben	Fettsucht
Schleimhautreinigung	chronische Lustlosigkeit
Bronchialreinigung	Mangel an Elan
Nasennebenhöhlen- und Schleimhautregeneration	Müdigkeit
	Schlummersucht
	Organverfettung
	diverse Genusssüchte
	körperliche Schwäche durch Hormonschwankungen

PRINZIP

Durch die eigenen Erfahrungen glaubt der Mensch zu begreifen, wie es in Wirklichkeit ist. Doch nur aus seinem eigenen Blickwinkel heraus lässt sich das Ganze nicht wahrlich ermessen. Auch in der Tiefe wird die Welt nicht verstanden werden. Nur der, welcher sich über die nackten Tatsachen hinweg, - wie durch Flügel getragen, - erhöht und geduldig warten kann, bis der Blick sich klärt, erfährt: Die Welt ist ein Spiegel. Sie ist in ihm als eine Ganzheit zu sehen, wenn der Spiegel klar reflektieren kann. Niemals ist Vollkommenheit im Detail zu erleben, nur im Ganzen ist sie zu erfassen, denn sie schenkt ein vollkommenes Bild. Dieses spricht zum Menschen, wenn er die Klarheit in sich behält.

Förderung:

Intelligenz hat ein Werkzeug zu sein und wie ein Mittel liegt sie in der Hand des Menschen. Sein Vernunft bezogenes Wesen, welches wurzelt im Geist, wird ihn zum Ziel, zum hohen Verständnis über das Ganze geleiten.

KURZ UND BÜNDIG

Ausrichtung/Tugend *(siehe Quellennachweis)*:

Mitleid mit allen Lebewesen

Spirituelle Verhinderung/Untugend:

Mitleidlosigkeit

Zwischenmenschlicher (biologisch) Konflikt (Buch: "Orientierung in der Partnerschaft"):

Mächtige Enttäuschung

Dynamischer Prozess in der Konflikt-Auflösung:

Treue

Gehirnmodulation (Hörbuch):

Wenn Gott atmet

Gehirnareal im HCS (Neuronale Schaltzentrale) (DVD's):

Cerebellum (Kleinhirn), (6, 15, 24)

Leitstern/Geniale Charaktere im Baumspiegel (DVD's):

Albert Einstein, 14.03.1879-18.04.1955

Chem. Element im Periodensystem:

Schwefel

Erziehung - Entwicklungsjahre:

16. LJ- (181.-192. Mt)

Gesicht und Ausdruck:

Angst (panisch)

Organischer Schlüssel:

Kehlkopf, Rachen, Stimme

Stärkungsmittel (Homöopathie im HCS):

Causticum

UR-Krankheit (entsteht bei Verhinderung des Wachsums):

Mangelndes Lebensfeuer

ORGAN

Sinnesorgan: **Kehlkopf, Rachen, Stimme**

Der Schildknorpel ist das größte von neun Knorpelstücken, aus dem sich der Kehlkopf zusammensetzt. Es gibt dem Kehlkopf seine annähernd dreieckige Form. Die aussen sichtbare Kante des Schildknorpels wird auch oft als Adamsapfel bezeichnet. Auf dem oberen Rand des Schildknorpels sitzt der Kehldeckel. Er hat eine lebenswichtige Funktion. Er verschließt beim Schlucken die unteren Luftwege und verhindert, dass Nahrungsteile in die Luftröhre oder die Bronchien gelangen. Beim Atmen dagegen steht der Kehldeckel offen und ermöglicht so den ungehinderten Fluss der Atemluft. Unter dem Schildknorpel schließt sich der Ringknorpel an. Ringknorpel und Schildknorpel sind durch Gelenke miteinander verbunden. Das sogenannte Siegel des Ringknorpels ist Ausgangspunkt der kleineren Stellknorpel, deren Aufgabe es ist, die Stimmbänder in der richtigen Position und Spannung zu halten. Der Mundrachen ist nicht nur Teil des Atemweges, sondern auch am Schlucken und an der Stimmbildung beteiligt.

Wie viel Schutz geben wir uns, durch die Art und Weise, wie wir verlauten lassen: was wir sind, was wir fühlen, wie wir denken? Wie viel Schutz geben wir uns durch den Einfluss der Seele und ihren guten Eigenschaften in der Welt? Wie viel Angst ist in der Welt, weil wir nicht bewusst darüber sind, dass wir uns schützen sollten? Vergessen wir nicht wie viel Ton und Harmonie uns wirklich ausmacht.

WIE WIRD EIN BEDÜRFNIS NACH EINER LÄRCHENBAUM-ESSENZ FESTGESTELLT?

Anhand der Auslotung der negativen und positiven empfundenen Lage, des Ausdrucks von Licht und Schattens, findet der Interessierte in der folgenden Tabelle die betreffende **Baum-Essenz** zur Wiederherstellung eines gesunden Gleichgewichts:

Zustand im **Schatten**	Zustand im **Licht**
entwickelt viele irdische Wünsche	Bescheidenheit
Übermass im irdischen Leben bei innerer Bescheidenheit (Widersprüchlichkeit)	verändert den Mangel an Vertrauen in die eigene Bestimmung, fühlt sich nicht mehr überflüssig
Trägheit	Anpassungsfähigkeit im Geschehen des Lebens

BOTANIK

Larix decidua Mill., Pinaceae, Europäische Lärche

Die Europäische Lärche erreicht eine Höhe von 35 m und eine Breite von 6 – 8 m. Sie ist ein raschwüchsiger, sommergrüner Nadelbaum. Ursprünglich nur in den Alpen und höheren Mittelgebirgen des östlichen Mittelmeerraumes beheimatet. Er wächst in lockeren Beständen, in sonnigen Lagen und erträgt zeitweise Trockenheit im Sommer. Larix decidua klettert in den Alpen bis 2.300 m. Der Baum kann ein Alter von 350, in günstigen Lagen bis zu 500 Jahre erreichen.

Die Rinde ist grünlich graubraun, zuerst glatt, alte frei stehende Bäume haben rosarote Rinde, mit tiefen, breiten, schuppigen Rissen. Die Krone ist schmal kegelförmig, bei älteren Bäumen unregelmässig, Äste sind fast waagerecht und überhängend, mit aufsteigenden Spitzen. Zweige sind dünn, zierlich herabhängend, gelblich, kahl. Kurztriebe sind schwarzbraun, Endknospen harzig. Austrieb der Europäischen Lärche ist von März bis April. Die hellgrünen Nadeln stehen zu 30 – 40 in Büscheln. Die gelbe Herbstfärbung beginnt im Oktober. Purpur rote Blüten erscheinen unterseits der Triebe, Ende März. Die weiblichen Blüten werden durch den Wind bestäubt. Zapfen sind eiförmig, hell braun, 2 – 4 cm, mit 40 bis 50 Fruchtschuppen. Samen sind klein mit rotbraunen Flügeln. An vielen Bäumen hängen die Zapfen noch bis zu 10 Jahre.

Das Holz dient zur Möbelherstellung, als Schwellenholz, Schindeln und Brunnenröhren. Inhaltsstoffe sind u.a. 9 – 13 % Gerbstoffe.

(Quelle: *Schriften Diplom-Botaniker Herbert Varnecke)*

Lat. bot. Name: **Corylus colurna**

NR. 17 HASELNUSSBAUM-ESSENZ

Schlüsselwort des Haselnussbaumes
DANKBARKEIT

Der Vater nimmt das Kind im Menschen an die Hand,

besonders in den schweren Zeiten im Leben.

EINFLUSS AUF DIE KÖRPERLICHE EBENE

positiv	*negativ*
Bindegewebsdurchblutung	Schwäche durch schweren Verlust
Gefässstärkung	Bindegewebsschwäche
Hormonreuplans	Ödeme
gallentreibend	Fettsucht
zur Stärkung nach Verletzungen	Obstipation
	Hormonstörungen
	Gallen- u. Leberstörungen
	Parasitenbelastungen

PRINZIP

Einen Schatz zu halten, kann eine hohe Verpflichtung sein. Die Perlen zu verschenken, setzt ein Maß an Verständnis über das Geben und Nehmen frei. Der Austausch wünscht das Gleichgewicht, denn in der Wiege, in ihrem Zentrum liegt der Same aller Kunst. Nur sie macht den Menschen von Verpflichtung frei.

Förderung:

In Achtsamkeit mit den eigenen Kräften zu handeln, das ist nicht Jedem in die Wiege gelegt. Doch das Leben lehrt alle Kinder über die Kraft, maßvoll zu sein.

KURZ UND BÜNDIG

Ausrichtung/Tugend *(siehe Quellennachweis)*:
Freisein von Habsucht

Spirituelle Verhinderung/Untugend:
Habsucht

Zwischenmenschlicher (biologisch) Konflikt (Buch: "Orientierung in der Partnerschaft"):

Störungen durch Intrigen

Dynamischer Prozess in der Konflikt-Auflösung:

Losgelöstheit

Gehirnmodulation (Hörbuch):

Die Sehnsucht der Ordnung in jeder Form

Gehirnareal im HCS (Neuronale Schaltzentrale) (DVD's):

Hypothalamus, (6, 15, 24)

Leitstern/Geniale Charaktere im Baumspiegel (DVD's):

Joseph Haydn, 31.03.1732 - 31.05.1809

Chem. Element im Periodensystem:

Chlor

Erziehung - Entwicklungsjahre:

17. LJ- (193.-204. Mt)

Gesicht und Ausdruck:

Hochmütigkeit

Organischer Schlüssel:

Bewegungsapparat

Stärkungsmittel (Homöopathie im HCS):

Aesculus hipp., Euphrasisa

UR-Krankheit (entsteht bei Verhinderung des Wachsums):

Schwächung der Lebensgeister durch Habsucht

ORGAN

Sinnesorgan: **Bewegungsapparat**

Der Stütz- und Bewegungsapparat ist das Organsystem, dass dafür sorgt, dass der Körper in einer festgelegten Form bleibt, aber trotzdem zielgerichtet bewegt werden kann. Biegung und Dehnung sind die Kräfte die Zielgerichtetheit ausmachen. Das knöcherne Skelett sorgt für die

Formgebung des Körpers. Es wird durch die Skelettmuskeln bewegt. Es dienen Sehnen als Kraftüberträger, die auf der einen Seite am Knochen festverankert und auf der anderen Seite im Muskel verankert sind. Bänder dienen ebenfalls dazu, stark belastete Gelenke zu festigen und zu sichern.

Aufrichtigkeit ist die gute Medizin gegen ungute Verstrickungen und undurchsichtige Geschäfte. Wer standfest und doch gleichzeitig beweglich ist, den kann so schnell nichts verwirren oder aus der Bahn werfen. Dieses Vermögen schenkt dem Menschen ein tief verankertes Selbstbewusstsein, welches jedoch begleitet mit Freundlichkeit dem vermeintlich Schwächeren gegenüber hilfreich und unterstützend wirken darf.

WIE WIRD EIN BEDÜRFNIS NACH EINER HASELNUSSBAUM-ESSENZ FESTGESTELLT?

Anhand der Auslotung der negativen und positiven empfundenen Lage, des Ausdrucks von Licht und Schattens, findet der Interessierte in der folgenden Tabelle die betreffende **Baum-Essenz** zur Wiederherstellung eines gesunden Gleichgewichts:

Zustand im **Schatten**	Zustand im **Licht**
sieht eher alles im Leben negativ	erkennt Probleme als Chance
Ängste, sinkt in seine dunklen Gefühle ab	führt zu Ausgleich im Geben und Nehmen, verwandelt Geiz und Ehrgeiz
fühlt sich oft traurig, weil er die Undankbarkeit in der Welt als Belastung empfindet	lernt wieder zu geben, aber besonders denjenigen, die das Herz für die Liebe offen haben

BOTANIK

Corylus avellana L., Corylaceae, Gemeine Haselnuss

Die Gemeine Haselnuss ist ein sommergrüner Strauch und erreicht eine Höhe von 7 m. Ihr Verbreitungsgebiet liegt in Europa, Klein Asien an Waldrändern, Waldlichtungen, Hecken und Ufergebüschen auf Kalk, neutralen und leicht sauren Böden. In den Alpen streicht der Strauch bis auf 1.800 m.

Zweige sind drüsig behaart, Rinde glänzend graubraun, in kleinen Streifen abrollend. Die wechselständigen Blätter sind rundlich, breit eiförmig, plötzlich zugespitzt, 5 – 12 cm lang.

Der Blattrand ist doppelt gesägt bis schwach gelappt. Die weiblichen Blüten werden mit dem Blütenstaub der männlichen Blüten vom Wind bestäubt. Männliche und weibliche Blüten sind am selben Strauch. Männliche Blütenstände sind die 3 – 6 cm langen, hängenden Kätzchen. Weibliche Blüten gleichen einer Knospe, aus deren Spitze ein Büschel roter Narben herausragt. Früchte sitzen zu 1 – 4 an den Zweigen Die Becherhülle ist kürzer als die Länge der Nuss. Becherlappen sind gezähnt. Die Ausbreitung von Corylus avellana wird durch Eichhörnchen gefördert, die Nüsse verstecken und viele nicht wieder finden.

Die Droge Folia coryli avellanae (Haselnussblätter) enthält ätherische Öle (0,04%) Palmitinsäure, Paraffin, Myricitrosid, Saccharose, TaxerolAngewendet wird die Droge in Teegemischen als Ersatz für folia Hamamelidis bei Krampfadern, Venenentzündungen, Geschwüren Hämorrhagien. Die Droge Cortex Coryli avellanae (Haselnussrinde enthält ätherische Öle, Gerbstoffe, Phlobaphene, Fett, Harzsäuren, Betulin. Als Ersatz für Cortex Hamamelidis wird es bei Krampfadern und Venenentzündungen eingesetzt. Oleum Coryli avellanae (Haselnussöl) enthält fettes Öl mit Triglyceriden, die aus Ölsäure (85%), Palmitin (4%), Palmitolein (0,2%), Stearin (2,5%), Linolsäure (8,5%) Glycerolestern bestehen. Anwendung findet das Öl als wertvolles Speiseöl in der Diätik, Kosmetik, zur Seifenherstellung und als Brenn- und Maschinenöl.

Haselnusswünschelruten benutzen Rutengänger zum Auffinden unterirdischer Wasseradern.

(Quelle: **Schriften** *Diplom-Botaniker Herbert Varnecke)*

Nr. 18 Ulmenbaum-Essenz

Schlüsselwort des Ulmenbaumes
HERGEBEN

Den Diener in sich gebären lassen, lässt in uns eine Ruhe entstehen,
die alle Fragen beantworten kann.

EINFLUSS AUF DIE KÖRPERLICHE EBENE

positiv	*negativ*
Herzverjüngung	Herzverhärtung
Blutflussstärkung	Austrocknung
den Dickdarm reinigend	Rhythmusstörung
die Nieren stärkend	Bluthochdruck
Schädigung durch säurehaltige Nahrung werden regeneriert	Gefäßverdichtung
	Arteriosklerose
	Sklerose allgemein
	Darmschwäche

PRINZIP

Das Wasser hat in sich eine Kraft, die es zum Wasser des Lebens macht. Notwendig ist seine Macht zur Regeneration. Doch wenn diese Kraft sich verliert im Wasser der irdischen Welt, kann das Herz in seiner einst wirksamen Stärke nur noch wie eine Blüte durch Trockenheit verwelken. Die Toleranz im menschlichen Herzen ist ein äußeres Zeichen für die innewohnende Liebesmacht. Wird die Kraft des Verbindlichseins nicht gehütet und im Wachstum gehegt und gepflegt, kann das zehrende Feuer zerstörerisch sein.

Förderung:

Die Fähigkeit zu lassen, bedeutet weise zu sein. Die Macht zu richten ohne den Schlüssel der Toleranz, bedeutet den Stab zu brechen und verhärtet das Herz, denn es füllt sich mit Schmerz.

KURZ UND BÜNDIG

Ausrichtung/Tugend *(siehe Quellennachweis)*:

Freundlichkeit

Spirituelle Verhinderung/Untugend:

Unfreundlichkeit

Zwischenmenschlicher (biologisch) Konflikt (Buch: "Orientierung in der Partnerschaft"):

Liebeskummer

Dynamischer Prozess in der Konflikt-Auflösung:

Mut zur Freude

Gehirnmodulation (Hörbuch):

Der Mensch und die Zeit

Gehirnareal im HCS (Neuronale Schaltzentrale) (DVD's):

Hinterhauptlappen (Lobus occip., Okzipitallappen), (4, 13, 22)

Leitstern/Geniale Charaktere im Baumspiegel (DVD's):

William Shakespeare, 26.04.1564 - 23.04.1616

Chem. Element im Periodensystem:

Argon

Erziehung - Entwicklungsjahre:

18. LJ- (205.-216. Mt)

Gesicht und Ausdruck:

Aggressivität

Organischer Schlüssel:

Venöses System

Stärkungsmittel (Homöopathie im HCS):

Cenchris contortrix

UR-Krankheit (entsteht bei Verhinderung des Wachsums):

Verbitterung des Herzens

ORGAN

Sinnesorgan: **Venöses System**

Die venösen Gefäße im Herz-Kreislaufsystem transportieren das Blut zurück zum Herz und zu den Lungen. Die blaue Färbung entwickelt sich durch den geringeren Sauerstoffgehalt des Blutes. Aufrecht stehend befindet sich mehr als die Hälfte des Venenblutes in den Beinen. Für den Transport des Blutes von den Beinen zum Herz ist gegen die Schwerkraft an zu wirken. Dafür braucht es eine Pump-Saugvorrichtung. Diese Funktion kommt besonders auch durch Bewegungen im Fuss- und Knöchelbereich zustande. Bei jedem Schritt werden die Venen in der Wadenmuskulatur zusammen gepresst. Dadurch wird das venöse Blut zum Herz geführt. Es fliesst das venöse Blut hauptsächlich von den oberflächlichen Venen durch die Muskeln zu den tiefen Venen. Von dort wird es weiter transportiert zum Herzen und zu den Lungen, wo es wieder mit Sauerstoff angereichert wird. Damit das Blut auch wirklich vom Fuss zum Oberschenkel fliesst und um einen Rückstrom zu verhindern, haben die Beinvenen zarte Klappen, die wie Ventile arbeiten. Folglich spielen sie eine wichtige Rolle beim Rücktransport des Blutes.

Beweglichkeit entsteht durch ein offenes Herz. Ein frohes und zugeneigtes Gefühl bringt alles immer wieder in harmonisches Bewegtsein. Die Schwere ist nicht die Realität, sie ist nur eine Möglichkeit eine Ruhephase nach der Bewegungsphase als Regenerationszeit anzuerkennen, sie keinesfalls länger zu nutzen, als der Aufruf zur erneuten Beweglichkeit den Menschen fördert.

WIE WIRD EIN BEDÜRFNIS NACH EINER ULMENBAUM-ESSENZ FESTGESTELLT?

Anhand der Auslotung der negativen und positiven empfundenen Lage, des Ausdrucks von Licht und Schattens, findet der Interessierte in der folgenden Tabelle die betreffende **Baum-Essenz** zur Wiederherstellung eines gesunden Gleichgewichts:

Zustand im **Schatten**	Zustand im **Licht**
alle dunklen Seiten des Lebens lassen uns die Unruhe wachsen, Unstetigkeit und Unruhe	zulassen, Ruhe im Geschehen wachsen lassen und wissen, dass alles seine Zeit benötigt

Zustand im **Schatten**	Zustand im **Licht**
wenn wir etwas opfern müssen, wechseln wir auch von einem Zustand in den anderen, dies macht uns Angst	erkennen, dass im Opfern müssen das neue Geschenk schon verborgen ist, dies lässt uns ruhig werden
Mangel an Mitgefühl durch die Härte des irdischen Lebens	Geburt des spirituellen Herzens

BOTANIK

Ulmus glabra Huds., Ulmaceae, Berg-Ulme

Die Berg-Ulme ist ein sommergrüner Baum, häufig auch mehrstämmig, erreicht der Baum eine Höhe zwischen 30 und 40 m und eine Breite von 7 – 10 m. Beheimatet ist Ulmus glabra in Europa und Klein Asien und wächst dort auf feuchten, lockeren Ton- oder Lehmböden in Schluchten und an steilen Hängen bei hoher Luftfeuchtigkeit. Im Gebirge klettert er bis auf 1.200 m und erreicht ein Alter bis zu 400 Jahre.

Ulmus glabra ist breitkronig, besitzt einen geraden Stamm. Die Borke bleibt für viele Jahre glatt, Äste sind weit ausgebreitet, bogig abstehend, fast waagerecht. Laubaustrieb ist von April bis Mai. Die Blätter sind breit eiförmig, elliptisch bis verkehrt eiförmig, 6 – 16 cm lang, plötzlich zugespitzt. Blattränder sind grob doppelt gesägt. Die Herbstfärbung ist gelb. Die purpurnen, in dichten Büscheln sitzenden Blüten werden vom Wind bestäubt und erscheinen noch vor dem Laubaustrieb, von Februar bis März. Männliche und weibliche Blüten befinden sich am selben Baum. Die Früchte sind relativ flach, vergleichbar mit einer kleinen Diskusscheibe, verkehrt eiförmig bis breit elliptisch. Same ist mittelständig.

Das Holz der Berg-Ulme wird als Möbelholz verwendet (Rüster), ist schwer spaltbar. Die Droge aus frischer Rinde, junger Zweige findet Verwendung bei rheumatischen Schmerzen der Hand- und Fussgelenke. Die Ulme war bereits im Altertum als Heilpflanze bekannt. Dioskurides empfahl die adstringierenden Eigenschaften der Blätter, Äste und Rinde bei Knochenbrüchen, Hautkrankheiten, als Wundheilmittel sowie als schleimlösendes Mittel.

Der Ulmensplintkäfer überträgt Virus- und Pilzerkrankungen von Baum zu Baum. Vielfach sterben die Bäume ab. In manchen Gebieten ist die Ulme fast ausgerottet. Nur selten sieht man alte Bäume. (Quelle: *Schriften Diplom-Botaniker Herbert Varnecke)*

Lat. bot. Name: **Gingko biloba**

NR. 19 GINKGOBAUM-ESSENZ

Schlüsselwort des Ginkgobaumes
BEOBACHTEN

*Durch Beobachtung eine Brücke bilden
zwischen Wirklichkeit und Wahrheit.*

EINFLUSS AUF DIE KÖRPERLICHE EBENE

positiv	*negativ*
Förderung der Zirkulationskräfte	Durchblutungsstörungen durch Stress
Regenerationskraft	Schlafstörungen
Blutreinigung	Gefässbelastungen
Nervenentspannung	Konzentrationsmangel und Vergesslichkeit
Blut- und Gefässwandreinigung	Zerstreutheit
Regeneration des Körpers von Schädigungen diverser Genussgifte	Herzkreislaufdysregulationen
	Alterschwäche, Senilität
	Schädigung durch Strahlung

PRINZIP

Durch die Zeit getrieben zu werden. ist eine Last. Doch der Mensch trägt sie in einem fort, ohne vielleicht jemals für einen Moment nur inne zu halten. Was lässt ihn werden wie ein Esel mit seiner Bürde auf seinem Rücken? Es wird die Scheu vor der eintretenden Stille sein. Und wenn sie doch erscheint, wird der Mensch sich kaum von dem Geist der Ruhe berühren lassen. Nur selten vertieft sich des Getriebenen Blick und findet in die Ursache der Geschehnisse, die vorbei eilen in ihrem Wandel wie er selbst, hinein.

Förderung:

Im Beobachter liegt die Kraft, sie wirkt in Seinem Blick. Sie wandelt das Leben. Doch wer wird das verstehen?

KURZ UND BÜNDIG

Ausrichtung/Tugend *(siehe Quellennachweis)*:
Bescheidenheit

Spirituelle Verhinderung/Untugend:
Masslosigkeit

Zwischenmenschlicher (biologisch) Konflikt (Buch: "Orientierung in der Partnerschaft"):

Rechthaberei

Dynamischer Prozess in der Konflikt-Auflösung:

Grosszügigkeit

Gehirnmodulation (Hörbuch):

Der goldene Kelch in der Hand des Schöpfers

Gehirnareal im HCS (Neuronale Schaltzentrale) (DVD's):

Velum medullare anterius, (8, 17)

Leitstern/Geniale Charaktere im Baumspiegel (DVD's):

Lucius Annaeus Seneca, etwa im Jahre 1 - 65 n. Chr.

Chem. Element im Periodensystem:

Kalium

Erziehung - Entwicklungsjahre:

19. LJ- (217.-228. Mt)

Gesicht und Ausdruck:

Schüchternheit

Organischer Schlüssel:

Arterielles System

Stärkungsmittel (Homöopathie im HCS):

Strontium carbonicum

UR-Krankheit (entsteht bei Verhinderung des Wachsums):

Störung der fliessenden Eigenschaft des Lebensalters

ORGAN

Sinnesorgan: **Arterielles System**

Bei jedem Herzschlag treibt das Herz Blut in den Gefäßen durch den Körper hindurch. Blutgefäße welche vom Herzen hinweg in den Körper führen heißen Arterien. Zurück zum Herzen heissen die Gefäße Venen. Das Gefäßnetz des Menschen erinnert an einen Baum: Der Stamm des Baumes ist die Hauptschlagader, sie heißt auch Aorta. Von der Aorta zweigen starke Hauptäste ab, die sich in kleinere Blutgefäße, die Arteriolen heißen, aufteilen. Ganz am Ende der Zweige befinden sich kleinste Haargefäße oder die Kapillaren. In diesem Kapillarnetz wird der Sauerstoff in die Zellen und das Gewebe abgegeben. Es sammeln sich die Kapillaren zu größeren Gefäßen und heißen Venolen. Diese Gefäße des venösen Systems münden in noch größere Venen, die das Blut über die obere oder untere Hohlvene, die Vena cava zum Herzen zurückführen.

Wer durchblutet wird, der hat Kraft. Doch wer Kraft hat, der ist mutig und weicht als Löwenherz nicht vor dem wilden Tiger. Er überlegt,... und Ruhe bewahrend gewinnt er die Zeit, die nötig ist um in jeder Situation überlegen zu sein.

WIE WIRD EIN BEDÜRFNIS NACH EINER GINKGOBAUM-ESSENZ FESTGESTELLT?

Anhand der Auslotung der negativen und positiven empfundenen Lage, des Ausdrucks von Licht und Schattens, findet der Interessierte in der folgenden Tabelle die betreffende **Baum-Essenz** zur Wiederherstellung eines gesunden Gleichgewichts:

Zustand im **Schatten**	Zustand im **Licht**
kontrolliert gerne das weltliche Geschehen	lässt los, um geschehen zu lassen
fühlt sich getrieben als Sklave in der Zeit	lernt trotz der Geschehnisse, die ihn fordern, gleichzeitig zu beobachten
lässt sich wie ein Blatt im Wind hin und her treiben (Fremdbestimmung) und lernt nicht wirklich durch das irdische Geschehen	hinter den Spiegel schauen

BOTANIK

Ginkgo biloba L., Ginkgoaceae, Ginkgobaum

Die Tertiärzeit ist ein Zeitraum, der geologisch der Erdneuzeit zugerechnet wird und sich in der Zeit zwischen 67 Millionen und 1,5 Millionen Jahren unserer Erdgeschichte bewegt.

In der vergangenen Kreidezeit hatten sich bei den Blütenpflanzen die ersten Bedecktsamer (Angiospermen) gebildet und stellten sich somit neben die bereits vorhandenen Nacktsamer (Gymnospermen). Viele Pflanzen waren in der Tertiärzeit landschaftsbestimmend, die in der nachfolgenden kälteren Periode der Eiszeit verschwanden oder in klimatisch geschützte Nischen zurückgedrängt wurden, da sie bei den herrschenden Witterungsbedingungen der Eiszeit kaum eine Überlebenschance hatten.

Ginkgo biloba ist ein sommergrüner, ca. 40 m hoher und 6 – 8 m breiter Baum mit Lang- und Kurztrieben. Die Blätter sind fächerförmig, parallelnervig, derb ledrig, grün und im Herbst goldgelb. Die Blüten sind zweihäusig und auf verschiedenen Bäumen angesiedelt. Früchte erreichen eine Grösse von gelbgrünen, kleine Pflaumen mit unangenehmem Geruch. Rinde des Baumes ist grau und an alten Stämmen tief gefurcht. Der Ginkgo biloba ist einziges Relikt einer vor etwa 180 Millionen Jahren weit verbreiteten und artenreichen Pflanzengruppe, die damals in allen Erdteilen verbreitet war. Das japanische Wort Ginkgo bedeutet Silberaprikose und gilt in China und Japan als essbar. Als natürlicher Standort ist nur die Provinz Cheking in China bekannt. In Japan, Korea und der Mandschurei ist er als Tempelbaum bekannt und wird vor allem an religiösen Plätzen und historischen Orten gepflanzt. In Japan wird er auch als Strassenbaum verwendet. Der erste Baum wurde in Europa im botanischen Garten in Utrecht gepflanzt. Ginkgo wird zu den Nacktsamern gerechnet, steht aber eigentlich als Übergangsform zwischen Koniferen (Zapfenträgern) und Laubgehölzen. Nach dem Atombombenangriff auf Hiroshima war Ginkgo biloba der einzige überlebende Baum.

Die Droge Ginkgo folium (Ginkgo biloba, getrocknete Blätter) enthält 0,5-2% Flavonolglykosid, v.a. Kämpferol, Quercitin und Isorhamnetinderivate, Ginkgetin 4 -12%, Bilobalid und Ginkgolsäure. Angewendet werden die Extrakte der Droge bei Hirnleistungs- und Hirndurchblutungsstörungen, sie haben eine gefässerweiternde, durchblutungs-fördernde Wirkung und wirken sich ebenfalls positiv aus bei Demenzformen, depressiver Verstimmung, Schwindel, Kopfschmerzen, Tinitus und Durchblutungsstörungen in den Beinen. Die Droge Semen Ginkgo (Ginkgo biloba Samen) enthält in der harzig, fleischigen Aussenhaut Ginkgolsäure, Ginkgol, Ginnol, Bilobal, 68% Stärke, 1,3% Proteine, Lipide und Pentosane. Anwendung in der traditionellen chinesischen Medizin. Ginkgosamen werden eingenommen bei Asthma, Tuberkulose und bei Nierenerkrankungen.

(Quelle: **Schriften** Diplom-Botaniker Herbert Varnecke)

Lat. bot. Name: **Prunus dulcis**

NR. 20 MANDELBAUM-ESSENZ

Schlüsselwort des Mandelbaumes
SPENDEN

*Diener zu sein heisst, aus dem grossen Reservoir zu schöpfen,
zu nehmen und weiterzugeben, um Kanal zu sein.*

EINFLUSS AUF DIE KÖRPERLICHE EBENE

positiv	*negativ*
Knochen- und Bindegewebe stärkend	Nervosität
die Nerven beruhigend	unerträgliche Unruhe
Regulierung der Stresshormone	Angst vor drohendem Unheil
sedativ entspannend	traurige Verstimmungen
nervenstärkend nach nervösen Störungen durch Suchtmittel	Panikattacken
	gehetzte Stimmung

PRINZIP

Glück ist etwas, was sich nicht wirklich begreifen lässt. Denn es hat seine unsichtbare Wurzel in der Mitte aller Unstetigkeit. Dort wo die Stille ihre Heimat hat und der Geist sie pflegt, ist das Glück zuhause. Dort kennt die Gnade ihre Pflicht. Für den der die Mitte findet, wird sie ein Spender sein. Kaum einer versteht, - da, wo das Glück ist, da ist erst die Wahrheit in ihrem schönsten Kleid. An dieses höchste Licht, an die Kunst zu glauben, ist nicht jedem gegeben. Es gibt so viele, die glauben nicht, nicht an die Kunst und nicht an ihr Glück, nicht an den Funken von Gnade.

Förderung:

Die Unruhe und Getriebenheit ist ein Zeichen für das Unverständnis der geordneten Abläufe in der Zeit. Zeit selbst hat eine Stimme, doch die hört man durch den Lärm des Chaos nicht. Rufen wir die inneren Kräfte auf, einmal ganz ruhig zu sein, um der Vision, der inneren Botschaft, zu lauschen, hat sich ein Künstler von den Zwängen zu versagen, zu befreien.

KURZ UND BÜNDIG

Ausrichtung/Tugend *(siehe Quellennachweis)*:
Feste Entschlossenheit

Spirituelle Verhinderung/Untugend:
Orientierungslosigkeit

123

Zwischenmenschlicher (biologisch) Konflikt (Buch: "Orientierung in der Partnerschaft"):

Suchtverhalten

Dynamischer Prozess in der Konflikt-Auflösung:

Körperkraft entfalten

Gehirnmodulation (Hörbuch):

Der Baum und sein Schatten

Gehirnareal im HCS (Neuronale Schaltzentrale) (DVD's):

Lobulus paracentralis, (5, 14, 23)

Leitstern/Geniale Charaktere im Baumspiegel (DVD's):

Carl Gustaf Jung, 26.07.1875-06.06.1961

Chem. Element im Periodensystem:

Kalzium

Erziehung - Entwicklungsjahre:

20. LJ- (229.-240. Mt)

Gesicht und Ausdruck:

Manie

Organischer Schlüssel:

Immunsystem

Stärkungsmittel (Homöopathie im HCS):

Ferrum sulf., Arsenicum

UR-Krankheit (entsteht bei Verhinderung des Wachsums):

Manie und Geisteskrankheit

ORGAN

Sinnesorgan: **Immunsystem**

Das Immunsystem ist nicht in einem einzelnen Organ lokalisiert. Es ist unsere körpereigene Abwehrkraft. Es schützt uns gegen Fremdorganismen wie vor Pilzen, Viren und Bakterien und nicht funktionstüchtigen Zellen. Der unspezifische Teil des Immunsystems besteht aus verschiedenen Fresszellen, den Granulozyten und Makrophagen und dient der Erstverteidigung bei Durchbrechen der Schutzbarrieren durch Fremdorganismen. Dabei werden die Erreger phagozytiert oder gefressen und intrazellulär lysiert oder in der Zelle verdaut. Das unspezifische Immunsystem ist nicht spezifisch auf einen Erreger, sondern unspezifisch gegen verschiedene Eindringlinge gerichtet. Der spezifische Teil des Immunsystems besteht aus spezialisierten Abwehrzellen. Diese haben immunregulierende Aufgaben. Sie vermögen infizierte Zellen zu eliminieren. Ebenso vermögen sie grosse Mengen an Antikörpern, den spezifischen Abwehrstoffen, zu entwickeln. Im spezifischen Immunsystem finden im Laufe des Lebens Anpassungsvorgänge statt, die eine stark zielgerichtete Immunreaktion ermöglichen. Spezielle Gedächtniszellen ermöglichen bei einem erneuten Kontakt mit dem gleichen Erreger eine schnelle und durchsetzungskräftige Gegenwehr, es entsteht die Immunisierung.

Abwehren heisst Wissen sammeln, darüber was Kampf ist und was Frieden ist. Schutzvorrichtungen aufzubauen, bevor der Angriff kommt, wirkt sicher durch seine Träume, Ahnungen und auf die innere Stimme, der er in stillen Zeiten zu lauschen weiss. Eine Idee setzt sich also durch bis zur Vollendung in der Form, wo sie die Früchte zu bergen und zu schützen weiss.

WIE WIRD EIN BEDÜRFNIS NACH EINER MANDELBAUM-ESSENZ FESTGESTELLT?

Anhand der Auslotung der negativen und positiven empfundenen Lage, des Ausdrucks von Licht und Schattens, findet der Interessierte in der folgenden Tabelle die betreffende **Baum-Essenz** zur Wiederherstellung eines gesunden Gleichgewichts:

Zustand im **Schatten**	Zustand im **Licht**
Unglück durch mangelndes In-sich-gehen	fühlt die innere Ruhe als großes Glück
übersieht die Zeichen, die ihn zur Einkehr mahnen	lässt Frieden, trotz Trauer durch Unheil, in das Herz einkehren (lernt aus den eigenen Fehlern)
Unheil, durch Verhärtung entstanden, durch unruhige Triebhaftigkeit	entwickelt in uns den Heiler durch die Ruhe in jeder Dimension des Lebens

BOTANIK

Prunus amygdalus Batsch. var. sativa (Ludwig) Koch, Rosaceae, Süssmandel

Die Gattung Prunus hat über 200 Arten, vornehmlich in den gemässigten Zonen. Der Mandelbaum ist ein naher Verwandter unserer heimischen Obstbäume, wie Kirsche, Pflaume, Pfirsich und Aprikose. Prunus amygdalus var. sativa ist ein sommergrüner hoher Strauch oder kleiner Baum und erreicht eine Höhe bis zu 10 m. Sein Verbreitungsgebiet liegt im Gebiet von Syrien bis N. Afrika.

Die wechselständigen, länglich lanzettlichen, zugespitzten, bis zu 12 cm langen Blätter sind an den Rändern gesägt. Der Blattstiel ist 2,5 cm lang. Blass rosa oder weisse Blüten, einzeln oder zu zweit, an den Zweigen fast sitzend erscheinen von März bis April am selben Baum und werden von Insekten bestäubt. Frucht ist eiförmig, flach, 3 – 6 cm lang. Die samtige Schale umschliesst einen glatten, grubigen Stein. Im Unterschied zu Prunus amygdalus sativa sind die Samen von Prunus amygdalus amara bitter. Als Zierstrauch bekannt ist die Form Prunus amygdalus cv. „Rosea plena" Der Zierstrauch gehört mit seinen rosafarbenen, gefüllten Blüten zu den ersten und schönsten Frühjahrsblühern. Er wächst bevorzugt in warmen, sonnigen, frostfreien Lagen auf mässig feuchten, nicht zu humosen Böden. Gelegentliche Kalkgaben sind erforderlich.

Droge der Bittermandel ist Semen Amygdali amarum (Bitterer Mandelsame). Die bitteren Mandeln enthalten fettes Öl (30 – 50%), Proteine (20 – 30%), Zucker, Schleimstoffe, Enzyme, Amygdalin (1-8%). Angewendet wird die Droge zur Herstellung von Mandelöl, in der Marzipan-, Schokoladen-, Likörindustrie und in der Parfümerie. Grössere Mengen bitterer Mandeln sind giftig, aus dem Amygdalin wird Blausäure freigesetzt. In der Volksmedizin wird die Droge bei Magen- und Darmentzündungen eingesetzt. Die Droge Prunus dulcis amara (Samen der Bittermandel) werden bei Krankheiten im Hals- Rachenbereich eingesetzt. Farina Amygdalarum (Mandelkleie), aus den Pressrückständen zur Gewinnung von fetten Ölen findet Verwendung in der Kosmetik zur Herstellung von Gesichtsmasken bei unreiner Haut. Die Droge Semen Amygdalae dulce (süsse Mandelsamen) enthält fettes Öl (30-60%), Proteine (20-30), Glucose, Saccharose, Enzyme so wie Gummi.

Marzipan besteht zu einem grossen Teil aus Mandeln und Zucker. Nach einer Sage ordnete der Schutzpatron von Lübeck, der heilige Markus bei einer Belagerung der Stadt Lübeck an, nachdem die allgemeinen Lebensmittel knapp geworden waren, aus den reichen Beständen der Lagerhäuser an Mandeln und Zucker eine essbare Masse herzustellen. Von dieser Masse sollte sich die Bevölkerung Lübecks während der Belagerung ernähren. Man nannte das Produkt aus Mandeln und Zucker das Brot des Markus. Ins lateinische übersetzt hiess es „Marci-pan".

(Quelle: **Schriften** *Diplom-Botaniker Herbert Varnecke)*

Lat. bot. Name: **Acacia dealbata**

NR. 21 AKAZIENBAUM-ESSENZ

Schlüsselwort des Akazienbaumes
NÄCHSTENLIEBE

In der Dunkelheit das Licht sehen,
lässt Christuslicht in uns wieder auferstehen.

EINFLUSS AUF DIE KÖRPERLICHE EBENE

positiv	*negativ*
Muskelrelation	Schwäche der Wut und Rebellion
Entspannung der Bauchorgane	Folge von Zorn und Ärger
Immunstärkung	Nervenzerrüttung
genereller Energieaufbau	bleibende Müdigkeit
	Herzschmerzen
	krampfhafte Anfälle
	generelle Verspannungen

PRINZIP

Den Lauf der Geschichte zu verstehen bedeutet, die Gegenwart in ihrem einschränkenden Zwang überwunden zu haben. Erst wenn der manchmal schwierige Weg überwunden ist und der Mensch zurückschauen kann, versteht er, wenn er demütig geworden ist, den Sinn. Es löst sich in seinem Nacken vielleicht ein Knoten. Das Joch, welches der Mensch trug gehört der Vergangenheit an. Die Wut, im Unverstand geboren, ist gestorben.

Förderung:

Wenn in der Natur des Geistes ein Abbruch geschieht, dann wirkt dieser nicht heftig, noch ist er feurig rot. Sanft und ganz einfach steigt sein Geist wie ein Phoenix aus der Asche. Jeder Widerstand liegt ganz zusammengefaltet in ihr und ist schon lange tot.

KURZ UND BÜNDIG

Ausrichtung/Tugend *(siehe Quellennachweis)*:

Stärke

Spirituelle Verhinderung/Untugend:

Schwäche

Zwischenmenschlicher (biologisch) Konflikt (Buch: "Orientierung in der Partnerschaft"):
Verlassenheitsgefühl

Dynamischer Prozess in der Konflikt-Auflösung:
Kontaktfreude

Gehirnmodulation (Hörbuch):
Ein Blick voller Ehrfurcht hat es zu sein

Gehirnareal im HCS (Neuronale Schaltzentrale) (DVD's):
Mittelhirn (Mesencephalon), (8, 17)

Leitstern/Geniale Charaktere im Baumspiegel (DVD's):
Meister Eckehart, um 1260 vor 30.04.1328

Chem. Element im Periodensystem:
Skandium

Erziehung - Entwicklungsjahre:
21. LJ- (241.-252. Mt)

Gesicht und Ausdruck:
Argwohn

Organischer Schlüssel:
Verdauungssystem

Stärkungsmittel (Homöopathie im HCS):
Filix mas

UR-Krankheit (entsteht bei Verhinderung des Wachsums):
Mangel an Loyalität und Gruppenbewusstsein (Judas-Syndrom)

ORGAN

Sinnesorgan: **Verdauungssystem**

Das Verdauungssystem beginnt mit Mund und Speiseröhre, geht in den Magen über und weiter über Dünndarm, Dickdarm. Verdauung nennt man den Vorgang, bei dem der Körper die Nahrung in verwertbare kleinste Teilchen umwandelt. Die Verdauung beginnt im Mund wenn wir Essen zerkauen und wird im Magen und in den Gedärmen durch chemische Spaltung fortgesetzt. Mit Hilfe von besonderen Proteinen, den Verdauungsenzymen wird die Nahrung zu einem Brei, dem Chymus umgewandelt. Verdauung dient dem komplexen Stoffwechsel. Als Verdauung oder Digestion bezeichnet man den Aufschluss der Nahrung im Verdauungstrakt mit Hilfe von Verdauungsenzymen. Dabei entstehen durch chemische Spaltung (genauer: Hydrolyse) aus hochmolekularen Kohlenhydraten, Fetten und Eiweißen entwickeln sich nieder-molekulare Verbindungen.

Mit Verdauung wird folgender Prozess bezeichnet: Nahrungsaufnahme, Weiterverarbeitung in den Verdauungsorganen, Transport der in der Nahrung enthaltenen Nährstoffe und Funktionsträger-Stoffe ins Blut, Zellaufbau und Ausscheidung der Abfallstoffe.

Vertrauen in die eigene Stärke und an die jeweilige Arbeitsbewältigung bringt ein inneres Gefühl von grenzenloser Freiheit. Vertrauen wünscht sich in uns die Fähigkeit zuzulassen, und zwar alles was da kommt und auch wieder vorbei sein wird, wenn die Prüfung bestanden ist. Nichts hat Bestand, alles wandelt sich zum Guten und Sinnvollen in der Welt des Grossen Einen.

WIE WIRD EIN BEDÜRFNIS NACH EINER AKAZIENBAUM-ESSENZ FESTGESTELLT?

Anhand der Auslotung der negativen und positiven empfundenen Lage, des Ausdrucks von Licht und Schattens, findet der Interessierte in der folgenden Tabelle die betreffende **Baum-Essenz** zur Wiederherstellung eines gesunden Gleichgewichts:

Zustand im **Schatten**	Zustand im **Licht**
fühlt sich müde, weiter zu dienen	Erneuerung
fühlt sich gealtert im Laufe der Zeit durch den dunklen Widerstand in der Welt	Mangel an Erkenntnis für die dunklen Dinge in der Welt wandelt sich
wird im geistigen Bereich angegriffen dadurch, dass man durch das Licht den Zorn anderer erweckt; nicht angenommen sein	gibt Schutz, die abzuwehren, die nicht reinen Herzens sind

BOTANIK

Acacia senegal (L.) Willd., Mimosaceae Gummiarabicumbaum

Akazien sind bewehrte oder unbewehrte Bäume und Sträucher. Ca. 750 – 800 verschiedene Arten sind in Australien und in den Tropen, Subtropen Afrikas beheimatet. Über die Hälfte der Arten haben ihren Ursprung in Australien.

Die Akazien gehören zur Familie der Leguminosen und vermögen mit Hilfe von Bakterien, die in Symbiose mit den Wurzeln dieser Bäume leben, den Stickstoff zu binden und somit die Bodenfruchtbarkeit für die Ernährung von Pflanzen zu verbessern. Acacia senegal ist ein Strauch oder Baum bis 12 m hoch. Die Blätter sind doppelt gefiedert. Die Rinde ist wachsig gelbbraun bis rotbraun und schält sich papierartig gelb. Die Dornen sind dreiteilig. Der mittlere Dorn ist nach unten, die anderen beiden nach oben gebogen. Zwischen November und Februar bilden sich die 10 cm langen Blütendolden. Die weissen bis cremefarbenen Blüten erscheinen in der Regel vor dem Blattaustrieb.

Von Ost nach West bildet Acacia senegal auf sandigen und lehmigen Ebenen (Zentralsudan) in kurzen Grassavannen einen durchgehenden Gürtel. Weitverbreitet ist diese Akazienart in den westlichen Ebenen Kordofans und Darfurs in Gemeinschaft mit Acacia mellifera. Acacia senegal, auch Gummiarabicumbaum genannt, ist ein Gottesgeschenk in diesem Land. So geht es aus vielen Berichten hervor. Aus den Zweigen der Bäume tritt ein gummiartiger Saft aus, der sich dunkel verfärbt und verhärtet und danach geerntet werden kann. Zur Gewinnung des Gummarabicums werden auch die Stämme der Bäume angeritzt. Der austretende Saft verhärtet.

Im Welthandel ist Sudan der wichtigste Rohstofflieferant für Gummi Arabicum, das als Zusatz in Bier, Süsswaren, Pharmazeutikas und anderen Produkten verwandt wird. Im Sudan wird Acacia senegal als Feuerholz, für die Herstellung von Holzkohle, als Viehfutter und zur Erosionskontrolle verwandt.

(Quelle: **Schriften** Diplom-Botaniker Herbert Varnecke)

Nr. 22 Eibenbaum-Essenz

Schlüsselwort des Eibenbaumes
WISSEN

*Mit einem Schlüssel öffnen wir die Türe zu unserem Herzen
und wenden uns vom Schatten ins Licht.*

EINFLUSS AUF DIE KÖRPERLICHE EBENE

positiv	*negativ*
Entgiftungsfunktion	Vergiftungen durch Stoffwechselbelastungen
Gallenflussanregung	Stoffwechselstörungen
Aktivierung der Nierenausscheidung	Nervenstörungen durch Umweltgifte
Reinigung des Blutwassers und der lymphpatischen Bereiche des Körpers	genetische Dispositionen
Befreiung von giftigen Substanzen aus dem Körpergewebe	Allergien
Schwermetallausschwemmung	Leber- und Nierenstörungen
	üble Folgen von Verletzungen aller Art
	Schlafstörungen und schlechte Träume

PRINZIP

Der Krieg beginnt durch den Trieb des Menschen, sich etwas anzueignen, was er noch nicht sein Eigen nennen kann. Ist das, was ihm fehlt materielles, emotionelles oder geistiges Gut, muss er sich jenes, was er wünscht zukünftig in seinen Besitz zu haben, auf eine liebevolle Weise aneignen. Des Menschen erworbenes Wissen und die Macht des Geistes regen ihn dazu an. Wird jedoch das begehrte Gut geraubt oder auf unredliche Weise zu Eigentum gemacht, wandelt sich der Besitz in gefährliches Gut für ihn und seine Nächsten. Das Gift wird wirken und Unglück soll eine Brücke zum Verständnis über Eigentum sein.

Förderung:

Das Wissen um die polaren Kräfte im Menschen bringt Erkenntnis über das Selbst. Wird es im Menschen zum Vorschein gebracht, aus den Tiefen seiner unbewussten Kraft entwickelt der Mensch Stärke, Mut und Energie im Krieg. Er wird zum Krieger in einem scheinbar unbegrenzten Feld und steht achtsam auf der lichtvollen Seite.

KURZ UND BÜNDIG

Ausrichtung/Tugend *(siehe Quellennachweis)*:

Nachsicht

Spirituelle Verhinderung/Untugend:

Intoleranz

Zwischenmenschlicher (biologisch) Konflikt (Buch: "Orientierung in der Partnerschaft"):

Verschwendung

Dynamischer Prozess in der Konflikt-Auflösung:

Zielsicherheit

Gehirnmodulation (Hörbuch):

Gemeinschaft der Schöpfung

Gehirnareal im HCS (Neuronale Schaltzentrale) (DVD's):

Mittelhirn (Mes.), Medula oblongata, (9, 18)

Leitstern/Geniale Charaktere im Baumspiegel (DVD's):

Johannes Kepler , 27.12.1571 - 15.11.1630

Chem. Element im Periodensystem:

Titan

Erziehung - Entwicklungsjahre:

22. LJ- (253.-264. Mt)

Gesicht und Ausdruck:

Befangenheit

Organischer Schlüssel:

Sinnesorgansystem

Stärkungsmittel (Homöopathie im HCS):

Kalium phosphoricum

UR-Krankheit (entsteht bei Verhinderung des Wachsums):

Vergeltung

ORGAN

Sinnesorgan: **Sinnesorgansystem**

Der Mensch verfügt über fünf Sinnesorgane. Mit Augen, Ohren, Nase, Zunge und Haut nehmen wir Reize auf, übersetzen sie durch das Nervensystem in elektrische Nervenimpulse und geben sie an das Gehirn weiter. Dort werden sie in bestimmten Regionen verarbeitet und von uns als Bilder und Bewegungen, Geräusche, Gerüche, Geschmack, Temperatur und Berührung erfahren. Wir interpretieren je nach Erfahrung diese Eingaben und ordnen sie. Sie haben direkte Beziehung zu unseren Gefühlen.

> *Geruchsinn:* Einbeziehen
>
> *Tastsinn:* Abgrenzung
>
> *Sehsinn:* Lichtverarbeitung
>
> *Hörsinn:* Tonverarbeitung
>
> *Geschmacksinn:* Lustvolle Einverleibung

Unterscheidungen sind im Geiste der Trennung zu verstehen. Wer die Fähigkeit zur Unterscheidung kultivieren kann, muss immer damit rechnen, dass der Geist der Intoleranz sein Gefühl und sein gutes Herz verunreinigen kann.

Unterscheidungsvermögen ist im wahrsten Sinne ein Vermögen, doch bedingt im Grunde die Fähigkeit zur unumschränkten Toleranz. Eine hohe Schule, um Nachsicht zu erlernen bietet sich an.

WIE WIRD EIN BEDÜRFNIS NACH EINER EIBENBAUM-ESSENZ FESTGESTELLT?

Anhand der Auslotung der negativen und positiven empfundenen Lage, des Ausdrucks von Licht und Schattens, findet der Interessierte in der folgenden Tabelle die betreffende **Baum-Essenz** zur Wiederherstellung eines gesunden Gleichgewichts:

Zustand im **Schatten**	Zustand im **Licht**
egoistische Stärke, die andere in der Liebe zu ihr verletzt	öffnet ein vergiftetes Herz
verneint die spirituelle Ebene in sich und im anderen	erkennt die ureigene, grosse Weisheit in sich durch das Verzeihen

Zustand im **Schatten**	Zustand im **Licht**
gezeichnet durch das Schicksal wünscht der Mensch Vergeltung	der Täter erkennt in sich das Opfer und das Opfer erkennt in sich das Licht
alter Zorn (um die verlorene Ehre) vergiftet das Leben, (starkes Opfer-Täter-Prinzip)	

BOTANIK

Taxus baccata L., Taxaceae, Gemeine Eibe

Der Gattungsname Taxus ist indogermanischer Herkunft, abgeleitet von „teks" (künstlich herstellen). „Bacca" aus dem lateinisch übersetzt heisst beerentragend und bezieht sich auf den roten Samenmantel.

Acht Arten von Taxus sind auf der nördlichen Halbkugel bekannt. Taxus baccata sind immergrüne Sträucher und Nadelbäume, die ihr Verbreitungsgebiet in Europa, N. Afrika und W. Asien, im Schatten oder Unterholz von Bergwäldern der Mittelgebirge und Alpen haben. In den Alpen klettert er bis auf 1.900 m. Der Baum oder Strauch erreicht bei einer Maximalhöhe zwischen 12 und 20 m und einer Breite von 4 – 8 m ein Alter bis zu 3.000 Jahre. Der Wuchs der Gemeinen Eibe ist buschig und sehr dicht. Stockausschlag ist auch aus dem Stamm möglich. Die Krone ist rundlich und sehr breit, Borke des Stammes rot braun, Zweige lang abstehend oder auch ansteigend. Knospen von Taxus baccata liegen fest an, Spitzen der Knospen abgerundet. Junge Triebe sind dunkel grün, mit dunkelgrünen 1 – 3 cm langen, allmählich zugespitzten Nadeln. Männliche und weibliche Blüten erscheinen in der Regel an verschiedenen Bäumen oder Sträuchern. Die Bestäubung findet durch den Wind statt. Männliche Blüten sind klein, kugelig und an der Unterseite des vorjährigen Triebes. Im Februar färben sie sich gelb. Die weiblichen Blüten sind unauffällig, klein und grün. Der becherförmige, weiche, rote, 1 x 0,6cm grosse Samenmantel umschliesst den drei bis vierkantigen Samen.

Ausser dem roten Samenmantel ist die gesamte Pflanze giftig (Alkaloid Taxin). Die stark giftige Droge Herba Taxi baccata (Eibennadeln) enthält ein Alkaloidgemisch (Taxin), Baccatin,III, Taxacine, Biflavanoide, Phenole, wie Betulosid und Taxicatin. Angewendet wurde es früher in der Volksmedizin innerlich als Wurmmittel, zur Förderung der Menstruation, gegen Epilepsie, Mandelentzündung, Diphtherie und als Abortivum. Äusserlich wurde es eingesetzt zur Wundbehandlung und Antiparasitiken beim Vieh. In Indien gelten die Eibennadeln als Mittel zur Regulation der Fruchtbarkeit. Auf Grund der Giftigkeit ist eine Anwendung nicht zu empfehlen. Durch die Toxität nach Einnahme können Schädigungen des Herzmuskels, Übelkeit, Brechreiz, Koliken und Bewusstseinsstörungen auftreten. Der Tod tritt durch Atemlähmung ein. Der rote Samenmantel ist nicht giftig. Er enthält bis zu 37 mg Vitamin C pro 100 g Frischgewicht. Homöopathisch werden frische Zweigspitzen bei Erkrankung des Magen-Darmtraktes sowie der Haut angewendet. Seit dem Altertum ist die Giftwirkung der Eibe bekannt und wurde bei Morden und Selbstmorden genutzt.

Das Holz wurde für Schnitzereien verwendet. Das Holz ist schwer spaltbar und wird zur Herstellung von Pfeifenröhren, Spazierstöcken und Bogenwaffen verwendet.

(Quelle: **Schriften** *Diplom-Botaniker Herbert Varnecke)*

Lat. bot. Name: **Tuja occidentalis**

Nr. 23 Lebensbaum-Essenz

Schlüsselwort des Lebensbaumes
ÜBERWINDUNG

Das Ziel im Visier lässt das Hindernis
auf dem Weg überwindbar erscheinen,
und der Sprung in eine neue und doch alte Weg gelingt.

EINFLUSS AUF DIE KÖRPERLICHE EBENE

positiv	*negativ*
Stärkung der Zellulose	Neigung zu Wucherung, Warzen
Bildekraft	Verschlackung des Blutes
Reinigung des Wassers im Körper	Mangelhafte Filterung des harnpflichtigen Stoffe
Lymphentgiftung	Säure-Basenstörung
Bindegewebskräftigung	Stauungen
Regulation des Kiesel-Säurehaushaltes	Oedeme
	Zirkulationsstörungen

PRINZIP

Das Wachstum hat in seinen Inneren einen Schatz. Dort liegt, verborgen vor den Augen der Welt, jener Plan, welcher das Individuum zur Vollendung ruft. Seiner leisen Mahnung, als Erinnerung gesandt, dem Ziel verpflichtet zu bleiben, hat die Vernunft zu folgen. Sie wirkt als Leitstern und steht unberührt und hoch über der Unstetigkeit des sich stets ändernden Gefühls im weltlichen Leben.

Förderung:

Standfest in der Mitte zu verbleiben, das wirkt im menschlichen Sein wie ein Schutzschild auf dem Kriegsschauplatz der Welt.. Der Mensch trägt es in seinem Zentrum und dort wirkt es, bleibt dennoch unsichtbar für die Welt, denn zwischen den Welten ist die eine große Wurzel, die alles miteinander vereint, fest und unlösbar verankert. Die Standfestigkeit selbst besitzt kein Kleid.

KURZ UND BÜNDIG

Ausrichtung/Tugend *(siehe Quellennachweis)*:

Standhaftigkeit

Spirituelle Verhinderung/Untugend:

Wankelmut

Zwischenmenschlicher (biologisch) Konflikt (Buch: "Orientierung in der Partnerschaft"):

Schuldzuweisung

Dynamischer Prozess in der Konflikt-Auflösung:

Konstruktive Selbstkritik

Gehirnmodulation (Hörbuch):

Studiere die Steine der Erde

Gehirnareal im HCS (Neuronale Schaltzentrale) (DVD's):

Mittelhirn, Pyramidenbahn, (7, 16, 25)

Leitstern/Geniale Charaktere im Baumspiegel (DVD's):

Paracelsus, 10.11.1493 - 24.09.1541

Chem. Element im Periodensystem:

Vanadium

Erziehung - Entwicklungsjahre:

23. LJ- (264.-275. Mt)

Gesicht und Ausdruck:

Gehässigkeit

Organischer Schlüssel:

Hautorgansystem

Stärkungsmittel (Homöopathie im HCS):

Artemisia vulgaris

UR-Krankheit (entsteht bei Verhinderung des Wachsums):

Egoistische Ausuferung

ORGAN

Sinnesorgan: **Hautorgansystem**

Die Haut unser größtes und schwerstes Organ, ein Hüllorgan. Mit einer Fläche von eineinhalb bis zwei Quadratmetern ist die Haut auch das größte Organ des menschlichen Körpers. Sie macht rund ein Sechstel des Körpergewichtes aus. Die Haut dient der Abgrenzung von Innen und Außen, dem Schutz vor Umwelteinflüssen, der Repräsentation, Kommunikation und Wahrung der Homöostase, dem innerem Gleichgewicht. Weiterhin übernimmt die Haut wichtige Funktionen im Bereich des Stoffwechsels und der Immunologie und verfügt über vielfältige Anpassungsmechanismen.

Die Körperhülle ist in drei Schichten gegliedert: Oberhaut, Lederhaut und Unterhaut. Die Aufgaben dieser dünnen Schicht zwischen Innen und Außen sind vielfältig. Die Haut hält den Körper zusammen, sie schützt vor Druck und Stößen und vor dem Eindringen von Wasser, UV-Strahlen, Mikroben und Schmutz. Sie sorgt dafür, dass wir nicht austrocknen. Ohne diese wichtige Funktion würde der Körper ca. zwanzig Liter Flüssigkeit pro Tag verlieren. Die Haut reguliert den Wärmehaushalt des Körpers. Über der Oberhaut liegt ein dünner Fettfilm, der aus Sekreten der Schweiß- und Talgdrüsen besteht. Dieser Film schützt die Haut vor dem Eindringen von Bakterien und Pilzen und lässt Wasser abperlen. Unter dem Fettfilm liegt die Hornschicht. Das sind Zellen, die in der Oberhaut, der Keimschicht, produziert werden, nach oben wandern und hier verhornen. Diese Hornschicht schuppt ab und wird innerhalb von etwa einem Monat völlig neu gebildet. Als sogenannte Hautanhanggebilde gehören Haare und Nägel zur Haut. Finger- und Fußnägel bestehen aus einer dünnen Hornplatte, die auf dem Nagelbett liegt. Dazwischen befindet sich das Nagelhäutchen, das vor dem Eindringen von Schmutz und Bakterien schützt. Haare bestehen aus drei Schichten, dem inneren Haarmark, der pigmenthaltigen Faserschicht und der äußeren Hornschicht. Die Wurzel jeden Haares liegt in der Lederhaut.

Durch Missgunst und Bosheit erfährt der Mensch eine Negativität, die sein Leben vergiften wird. Er erfährt um zu begreifen, um von negativen Kräften befreit zu sein, denn es heisst, an sich selbst zu arbeiten und sich und anderen zu verzeihen. Ego und Selbst kämpfen, doch immer gibt es nur einen Verlierer. ER erscheint, wenn das Ego sich verbissen hat. Er blickt auf das Selbst und schweigt.

WIE WIRD EIN BEDÜRFNIS NACH EINER LEBENSBAUM-ESSENZ FESTGESTELLT?

Anhand der Auslotung der negativen und positiven empfundenen Lage, des Ausdrucks von Licht und Schattens, findet der Interessierte in der folgenden Tabelle die betreffende **Baum-Essenz** zur Wiederherstellung eines gesunden Gleichgewichts:

Zustand im **Schatten**	Zustand im **Licht**
steht vor einem grossen scheinbar unüberwindbaren Hindernis	hilft die Hürde zu nehmen
Überwindungsängste	vertrauensvoll zu sich selbst finden
Reifungsprozesse werden durch Widerstände und Erinnerungen an Misserfolge mit ganzer Kraft verhindert	wächst durch die Widerstände, die zu überwinden sind

BOTANIK

Thuja occidentalis L., Cupressaceae, Abenländischer Lebensbaum

Thuja wird aus dem griechischen „thyo" (Opfer) abgeleitet. Das angenehm riechende Holz des Lebensbaums wurde bei Opfern verbrannt. Das natürliche Verbreitungsgebiet des immergrünen Nadelbaumes liegt in der nördlichen USA und in Kanada. Dort wächst er als Forstbaum, oft auf kalten, sumpfigen Böden. Thuja occidentalis erreicht eine Höhe von 20 m und eine Breite von 4 m.

Die Krone des Abendländischen Lebensbaums ist schmal, kegelförmig. Äste sind kurz, waagerecht abstehend, die Rinde rissig, grau rotbraun. Zweige haben zahlreiche, zusammengedrückte Zweiglein. Blätter und Zweige sind oben dunkel grün, unten blass grün, Blätter schuppenförmig 2,5 – 4 mm lang, eirund, stumpf und drüsig. Die Blüte erscheint April bis Mai am selben Baum. Blüten werden vom Wind bestäubt. Samen sind ringsum geflügelt, hell braun, eiförmig, 8 mm lang an kurzen Zweigen.

Der Baum enthält ein ätherisches Öl mit dem Monoterpen Thujon. Das Öl verursacht auf der Haut starke Reizungen. Innerlich führt es zu schweren Vergiftungen mit Krämpfen, schwerwiegende Schädigungen von Nieren, Leber und Magen sind möglich. Die Droge enthält Thujae aetheroleum (Thujaöl). Durch Wasserdampfdestillation der Blätter und Zweigenden wird Thujon (50-60%), Sabenen, Myrcen, Terpinen, Limonea, Fenchon gewonnen. Angewendet

143

wurde es früher bei Rheuma, Gicht und Neuralgien. Äusserlich angewendet als Urtinktur dient die Droge in der Homöopathie zur Warzenbehandlung. Wegen hoher Toxizität des ätherischen Öls darf eine unkontrollierte Behandlung nicht erfolgen. Frische einjährige Zweige werden bei Erkrankung des zentralen, peripheren Nervensystems, des Auges, des Magen- und Darmtraktes, der weiblichen und männlichen Geschlechtsorgane, der Haut und des Stütz- und Bewegungsapparates eingesetzt. Unter dem Namen Ramuli arboris wurde die Droge früher offiziell als Harn- und schweisstreibendes Mittel genutzt.

(Quelle: **Schriften** *Diplom-Botaniker Herbert Varnecke)*

Lat. bot. Name: **Alnus glutinosa**

Nr. 24 Erlenbaum-Essenz

Schlüsselwort des Erlenbaumes
BERÜHRUNG

Ich bin der Spiegel in der Welt,
und das Licht in mir erkennt den Geist.

EINFLUSS AUF DIE KÖRPERLICHE EBENE

positiv	*negativ*
Anregung des Blutflusses	Mangel an dynamischer Ausstrahlung
Immunstärkung	Mangel an Spannkraft
Stärkung des Knochenmarks und der Blutbildung	mattes Aussehen, Müdigkeit
Reinigung des gesamten Wassers im Körper	Mineralstoffmangel durch Verunreinigungen im Körper
Bindegewebsstärkung durch Zellerneuerung	hormonelle Dysfunktion
	Eisenspiegelstörung
	Leber- und Nieren und Blasenschwäche

PRINZIP

Der Mensch sehnt sich nach Berührung, doch wird er in besonderen Entwicklungsphasen ganz allein sein. Die Einsamkeit läutert und in ihr bewusst zu sein, bewirkt die Berührung der anderen Art. Jene wiederum heilt einen alten fast unheilbaren Liebeskummer, der durch Verlust entstand.

Förderung:

Unaussprechlicher Liebeskummer, der vielleicht schon sehr lange als Dämpfung der Lebensfreude wirkt, wird still und leise aus dem Grunde eines einsamen Herzens entfernt.

KURZ UND BÜNDIG

Ausrichtung/Tugend *(siehe Quellennachweis)*:
Sauberkeit

Spirituelle Verhinderung/Untugend:
Verunreinigung

Zwischenmenschlicher (biologisch) Konflikt (Buch: "Orientierung in der Partnerschaft"):
Wutanfälle

Dynamischer Prozess in der Konflikt-Auflösung:

Ventile schaffen

Gehirnmodulation (Hörbuch):

Im Zentrum seiner Kraft

Gehirnareal im HCS (Neuronale Schaltzentrale) (DVD's):

Hirnrinde, Scheitellappen, Hinterhauptlappen, (8, 17)

Leitstern/Geniale Charaktere im Baumspiegel (DVD's):

Peter Paul Rubens, 28.06.1577 - 30.05.1640

Chem. Element im Periodensystem:

Mangan

Erziehung - Entwicklungsjahre:

24. LJ- (276.-288.Mt)

Gesicht und Ausdruck:

Besessenheit (Zwangsvorstellung)

Organischer Schlüssel:

Bauchspeicheldrüse

Stärkungsmittel (Homöopathie im HCS):

Hamamelis virginia

UR-Krankheit (entsteht bei Verhinderung des Wachsums):

Zwanghaftigkeit und Reflexion (Zwang sich zu spiegeln)

ORGAN

Sinnesorgan: **Bauchspeicheldrüse**

Die Bauchspeicheldrüse ist ein quer im Oberbauch liegendes Drüsenorgan. Die von ihr gebildeten Verdauungsenzyme werden über ein oder zwei Ausführungsgänge in den Zwölffingerdarm abgegeben. Sie ist eine exokrine Drüse (exokrin: nach außen abgebend, in diesem Falle in den Verdauungstrakt). Diese Verdauungsenzyme spalten Eiweiße, Kohlenhydrate und Fette der Nahrung im Darm in ihre Grundbestandteile und zerkleinern sie damit in eine von der Darmschleimhaut aufnehmbare Größe. Ausserdem werden in der Bauchspeicheldrüse Hormone gebildet, die direkt an das Blut gegeben werden. Somit ist sie auch eine endokrine Drüse (endokrin: nach innen abgebend). Dieser endokrine Anteil des Pankreas sind die Langerhans-Inseln, die vor allem für die Regulation des Blutzuckerspiegels (über die Hormone Insulin und Glucagon) sowie von Verdauungsprozessen verantwortlich sind.

In sich eine Einheit schaffen hilft ungute Berührungen zu vermeiden und fördert die natürliche Selbstreinigung.

WIE WIRD EIN BEDÜRFNIS NACH EINER ERLENBAUM-ESSENZ FESTGESTELLT?

Anhand der Auslotung der negativen und positiven empfundenen Lage, des Ausdrucks von Licht und Schattens, findet der Interessierte in der folgenden Tabelle die betreffende **Baum-Essenz** zur Wiederherstellung eines gesunden Gleichgewichts:

Zustand im **Schatten**	Zustand im **Licht**
Liebeskummer	lernt die Phasen des Alleinseins als Einweihungsweg zu nutzen
Einsamkeit durch Verlust von jemanden, der sehr geliebt wurde	das Studieren am Geheimnis des Lebens, durch die Stille, die durch Getrenntsein entsteht
im Herzen berührt werden, heisst auch Leid gebären durch die Trennung, die nach der Vereinigung entsteht	öffnet die grosse innere Kraft für die Allgemeinheit
Einzelgängertum, obwohl man mitten im Geschehen scheint	

BOTANIK

Alnus glutinosa (l.) Gaertn., Betulaceae, Schwarz-Erle

30 Arten der Gattung Alnus sind über die nördliche Halbkugel verbreitet, im Süden bis Peru und im Westen bis China. Die sommergrüne Schwarz-Erle hat ihr natürliches Verbreitungsgebiet in Europa, Kaukasus, Sibirien und N. Afrika. Dort gedeiht sie auf Rohhumus, sauren Böden in Mittelgebirgen und Alpentälern, in Auwäldern und Ufergebüschen. Die Schwarzerle verträgt gelegentliche Überflutungen und wächst sehr gut in feuchteren kühlen Lagen. Im

Gebirge klettert sie bis zu einer Höhe von 1.300 m. Alnus glutinosa erreicht eine Höhe von 25 m und eine Breite von 5 m, oft mehrstämmig.

Die Krone ist locker, Rinde dunkel grau bis schwarz braun, mit rissiger Borke. Junge Zweige sind stark klebrig und kahl. Blattknospen sind purpurn, gestielt, keilförmig, klebrig und 7 mm lang. Die wechselständigen, runden bis verkehrt eiförmigen, 10 x 7 cm grossen Blätter haben einen welligen Blattrand. Erst im November fallen die Blätter dunkel grün vom Baum. Männliche und weibliche Blüten erscheinen am selben Baum. Blüten werden vom Wind bestäubt. Die hängenden, männlichen Kätzchen, zu dritt oder zu fünft zusammen, im Winter matt purpurn, 2 – 3 cm lang und 0,5 cm breit erscheinen von März bis April dunkel gelb. Zapfenförmige weibliche Blüten in aufrechten Büscheln sind dunkel purpurn bis dunkel rot, 1 – 2 cm lang und 0,5 cm dick. Die Früchte in Form kleiner Zäpfchen verholzen und erreichen während des Reifens eine Länge von 8 – 15 mm.

Die Grau-Erle bildet ein dicht verzweigtes Wurzelwerk, eignet sich gut zur Befestigung von Ufern. Sie geht eine Symbiose mit einem Wurzelpilz (Frankia alni) ein. An den Wurzeln bilden sich Stickstoffknöllchen, die den Luftstickstoff binden um ihn für die Erlen und andere Pflanzen nutzbar zu machen. Die Wurzeln gefällter Erlen verbessern durch Zersetzung den Boden.

Die Droge Alni cortex (Alnus-glutinosa-Rinde) enthält Gerbstoffe (ca. 20%), Flavonolglykoside, v.a. Hyperosid, Steroide, u.a. Sitosterol und Triterpene. In der Volksheilkunde wird die Droge bei Angina und Pharyngitis, und als Klysma bei Darmblutung eingesetzt.

An nebligen November- oder Wintertagen strahlt die Erle etwas mystisches aus. Das könnte Goethe veranlasst haben die Ballade vom Erlkönig zu schreiben.

(Quelle: **Schriften** *Diplom-Botaniker Herbert Varnecke*)

Lat. bot. Name: **Pinus sylvestris L., Pinaceae**

NR. 25 WALNUSSBAUM-ESSENZ

Schlüsselwort des Walnussbaumes
GROSSZÜGIGKEIT

Versöhnung ist Aufrichtigkeit.

EINFLUSS AUF DIE KÖRPERLICHE EBENE

positiv	*negativ*
Entspannung durch Ruhefindung	Mangel an Zuversicht
Regeneration	schwierige Umstände erzeugen ein Gefühl der Sinnlosigkeit und Erschöpfung
zwischen den Umständen Ruhe pflegen	ausgepowert sein
Stille und Schweigen	körperliche Schwäche
Vergessen der vormals widrigen Umstände für eine neue erfrischende Aussicht in die Zukunft, Träumen und Pläne schmieden	gefühlsmässig erlebte Aussichtslosigkeit
	verlorener Kampf
	das Wasser steht bis zum Halse
	emotionale Überflutung
	Hoffnungslosigkeit

PRINZIP

Der Verlust von etwas Gutem trifft den Menschen immer in seinem Kern. Doch durch den Verlust entsteht gebiert sich etwas Neues. Die Geburt in seinem Bewusstsein wird ebenfalls etwas bewirken. Die große Frage nach dem Warum wird eine Wehe im Geburtsakt sein. Gibt sich der Mensch der Welle hin und wird getragen sein, erfährt er immer der Sinn. Die Antwort wird bald geboren sein. Zu fragen hat einen tiefen Sinn. Die Frage kann der Anfang für eine mächtige Verbindung sein.

Förderung:

Ein einsamer großer Baum kennt das Geheimnis seiner Krone. Immer wieder brach aus ihm heraus ein Ast. Es war ein Verlust. Aber der Trieb eine Brücke zu sein zwischen Himmel und Erde, hat alles Schmerzhafte im irdischen Sein am Ende doch überwunden. Das macht nun, im Herzen der Zeit, seine Würde aus.

KURZ UND BÜNDIG

Ausrichtung/Tugend *(siehe Quellennachweis)*:

Freisein von Neid u. dem leidenschaftlichen Verlangen nach Ehre

Spirituelle Verhinderung/Untugend:

Neid u. verletzter Stolz durch Mangel an Anerkennung

Zwischenmenschlicher (biologisch) Konflikt (Buch: "Orientierung in der Partnerschaft"):

Sich ausgenutzt fühlen

Dynamischer Prozess in der Konflikt-Auflösung:

Signale setzen

Gehirnmodulation (Hörbuch):

Die Sprache als Geschenk

Gehirnareal im HCS (Neuronale Schaltzentrale) (DVD's):

Putamen, Amygdala, Kommissurenfasern, (7, 16, 25)

Leitstern/Geniale Charaktere im Baumspiegel (DVD's):

Wolfgang Amadeus Mozart, 27.01.1756 - 05.12.1791

Chem. Element im Periodensystem:

Mangan

Erziehung - Entwicklungsjahre:

25. LJ- (289.-300. Mt)

Gesicht und Ausdruck:

Melancholie

Organischer Schlüssel:

Galle

Stärkungsmittel (Homöopathie im HCS):

Calcium arsenicum

UR-Krankheit (entsteht bei Verhinderung des Wachsums):

Mangel an Glaube und Zuversicht

ORGAN

Sinnesorgan: **Galle**

Die Galle ist eine zähe Körperflüssigkeit, die in der Leber produziert wird um in der Gallenblase gespeichert und zu den Mahlzeiten in den Zwölffingerdarm ausgeschüttet zu werden. Ihre Färbung wechselt je nach Anteil der hauptsächlichen Gallenfarbstoffe von gelblich bis grünlich. Stark eingedickt nimmt sie einen bräunlichen Ton an.

Die Galle dient der Fettverdauung, indem sie Fette emulgiert. Weiterhin ist die Galle ein Ausscheidungsmedium für Substanzen, die schwer wasserlöslich sind und in der Leber in eine eliminierbare Form gebracht werden.

Die Essenz des Lebens hat selbst auch noch immer einen Rückstand, den es auszuscheiden, zu eliminieren gilt. Auch sie die Essenz, steht immer noch im Leben, wird wahrgenommen und verstirbt.

WIE WIRD EIN BEDÜRFNIS NACH EINER WALNUSSBAUM-ESSENZ FESTGESTELLT?

Anhand der Auslotung der negativen und positiven empfundenen Lage, des Ausdrucks von Licht und Schattens, findet der Interessierte in der folgenden Tabelle die betreffende **Baum-Essenz** zur Wiederherstellung eines gesunden Gleichgewichts:

Zustand im **Schatten**	Zustand im **Licht**
Trauer durch Umwandlungsprozesse, die Verlust erfordern für das höhere Ziel	Verlust verwandelt die irdischen Grenzen und lässt Grosszügigkeit entstehen
dem Helfer Zeit nicht die Hände verwehren	Kultivierung von Geduld und Dankbarkeit
Ungeduld, durch die Zeit Brücken wachsen lassen, die Gegensätze miteinander vereinen	lernt zu trauern durch scheinbar sinnlosen Verlust, und diese Trauer leitet die Geburt ein

BOTANIK

Juglans regia L., Juglandaceae, Walnussbaum

Die Gattung Juglans ist mit etwa 15 Arten von S. Europa – O.Asien, sowie in N. Amerika und S. Amerika vertreten. Die sommergrüne Juglans regia erreicht eine Höhe von 30 m und eine Breite von 8 – 10 m. Ihr natürliches Verbreitungsgebiet liegt in O. Europa und Nordasien, wo sie als Tertiärrelikt die folgende Eiszeit in einer geschützten Nische überlebt hat. Der Baum benötigt kalkreichen Boden. Er ist gegenüber Spätfrösten sehr empfindlich.

Der Walnussbaum entwickelt eine runde Krone mit bogigen, unteren Ästen. Borke ist silbergrau und erst in hohem Alter rissig. Zweige sind kahl, dick, glänzend, dunkel gelb grün. Die Knospe ist sehr gedrungen und purpurfarben. Die wechselständigen, 20 – 45 cm langen, unpaarig gefiederten Blätter setzen sich meist aus 5 – 9 einzelnen Blättchen und einem grösseren Endblatt zusammen. Die Blättchen sind elliptisch bis eilänglich, fast ganzrandig. Beim Zerreiben der Blätter entwickelt sich ein würziger Geruch. Im April bis Mai erscheinen die männlichen und weibliche Blüten am selben Baum. Sie werden vom Wind bestäubt. Die männlichen Blüten sind achselständige, bräunliche grüne, dicke, 5 – 10 cm lange Kätzchen. Die weiblichen Blüten mit grünen, flaschenförmigen Fruchtknoten und langen Griffeln (1 cm) erscheinen achselständig am neuen Trieb. Die Nuss ist 4 – 5 cm lang, rund, hell braun unter einer grünen Schale.

Die Droge Juglans folium (getrocknete Walnussblätter enthalten Gerbstoffe (ca. 10%), wie Ellagitannine, Juglon, Hydrojuglonglukosid, Flavanoide (ca. 3,4%) u.a. Hyperosid, Quercitrin, Kämpferglykoside, Kaffeesäuredrivate, ätherische Öle (ca. 0,01 – 0,03%), Ascorbinsäure (0,85 – 1%). Äusserlich wird die Droge angewendet als Adstringens für Bäder, Spülungen und als Umschläge bei Hautleiden u.a. Akne, Ekzeme, Scrophulose. In der Volksmedizin wird es als Magentee bei Darmkatarrhen eingenommen. Die Droge Cortex Juglandis (grüne Walnussschalen) enthalten Gerbstoffe und Vitamin C u.a. Angewendet wird die Droge als schweisshemmendes Mittel zur Likörherstellung und als Haarfärbemittel. Oleum Juglandis, aus Kernen kalt gepresstes Nussöl wird als Speiseöl und in der Kosmetik verwendet. Inhaltsstoffe sind Triglyceride der Linol-, Linolen-, Myristin- und Laurinsäuren. Die frischen Blätter und die frischen, grünen Fruchtschalen finden Verwendung bei eitrigen Hautausschlägen, Lymphknotenentzündungen, Leberstörungen, Kopfschmerzen und Erkrankungen des zentralen Nervensystems.

Der Gattungsname von Juglans setzt sich aus „jovis", Genetiv des Jupiter und „glans" Eichel zusammen, somit Jupitereichel oder Jupiternuss. Die alten Römer hielten die Walnuss, die frisch geerntet einer Eichel ähnelte, für eine Götterspeise. Der Name Walnuss wurde aus dem germanischen abgeleitet, ursprünglich Walchnuss bedeutete es „Welsche Nuss". Diskurides beschrieb bereits die Walnuss. In einer Kombination wurden einige Inhaltsstoffe gegen Pfeilgifte verwendet. Das Öl wird u.a. auch für Künstlerölfarben genutzt. Die Walnuss liefert ein Möbelholz.

(Quelle: **Schriften** *Diplom-Botaniker Herbert Varnecke)*

NR. 26 OLIVENBAUM-ESSENZ

Schlüsselwort des Olivenbaumes
BEWUSSTSEINSERWEITERUNG

Freiheit durch Bewusstsein

EINFLUSS AUF DIE KÖRPERLICHE EBENE

positiv	*negativ*
Entspannung durch Ruhefindung	Mangel an Zuversicht
Kräftigung und Regeneration der körperlichen Reserven	schwierige Umstände erzeugen ein Gefühl der Sinnlosigkeit und Erschöpfung
zwischen den Umständen Ruhe pflegen	nervöse Schwäche, Instabilität der Nerven
Stille und Schweigen	körperliche Erschöpfung
Vergessen der vormals widrigen Umstände für eine neue erfrischende Aussicht in die Zukunft	gefühlsmässig erlebte Aussichtslosigkeit
Träumen und Pläne schmieden	verlorener Kampf
Stärkung der Nerven	das Wasser steht bis zum Halse
Kreislaufstärkung	Emotionale Überflutung
	Hoffnungslosigkeit

PRINZIP

Nach grossen Anstrengungen sehnt sich der Mensch an einen ruhigen Platz der Regeneration. Doch es ist schwer sich aus den Umständen ganz herauszulösen. Selbst wenn es gelingt, bleibt ein Echo zurück, was uns bis weiter in die Zukunft herein schwächen kann.

Nun ist Zeit zum Aufbrechen, um sich aus der Erschöpfung zu befreien. Aufbrechen heisst, sich auch aus der Begrenzung heraus zu befreien, damit ein neues Leben in besseren Umständen erfahrbar gemacht werden kann.

Förderung:

Schwäche, Hoffnungslosigkeit und Mangel an den Glauben dass es wieder besser werden kann, lässt die Flügel sinken. Doch in dieser Schwäche heisst es, noch einmal einen kräftigen Aufwind zu erleben, damit sich das Wesen im Zentrum des Guten wieder finden kann. Im Zentrum des inneren Gartens ist Frieden, nur dieser kann im Ganzen vollständig regenerieren.

KURZ UND BÜNDIG

Ausrichtung/Tugend *(siehe Quellennachweis)*:

Bedürfnis nach Befreiung

Spirituelle Verhinderung/Untugend:

Erfahrung von Unfreiheit, Begrenzung und Freiheitsentzug

Zwischenmenschlicher (biologisch) Konflikt (Buch: "Orientierung in der Partnerschaft"):

Sich erschöpft fühlen

Dynamischer Prozess in der Konflikt-Auflösung:

Aneignung von Wissen und Bewusstsein

Gehirnmodulation (Hörbuch):

Meditation

Gehirnareal im HCS (Neuronale Schaltzentrale) (DVD's):

Frontalhirn, Drittes Auge oder 6. Chakra, (8, 17, 26)

Leitstern/Geniale Charaktere im Baumspiegel (DVD's):

Jacob Lorber, 18.07.1800 - 24.08.1864

Chem. Element im Periodensystem:

Eisen

Erziehung - Entwicklungsjahre:

-

Gesicht und Ausdruck:

Erschöpfung, vorzeitige Alterung

Organischer Schlüssel:

Blut, Herzkreislauf, Leber Chi

Stärkungsmittel (Homöopathie im HCS):

Passiflora (Passionsblume)

UR-Krankheit (entsteht bei Verhinderung des Wachsums):

Mangel an Liebe (Bewusstsein)

ORGAN

Sinnesorgan: **Das dritte Auge**

Die versammelte Energie des Bewusstseins liegt beim Menschen im Bereich des Frontalhirns in der Region des dritten Chakras zwischen den Augenbrauen, hinter der Stirn. Mit Versammlung seiner Bewusstseinskräfte und dem Aufsuchen seiner stillen Kammer des Herzens verbindet der Mensch sich bewusst mit dem Kosmos, oder auch mit dem Allbewusstsein. Hier findet er durch die schweigende Kraft der Stille auch die Ruhe vor Gefühlen und Gedanken, die ihn im äusseren Leben so manchesmal überschwemmen. Er schützt sich also gezielt und bewusst vor Überflutung von Eindrücken, die er in der äusseren Welt gesammelt hat. So bleibt er sich selbst treu und konsolidiert seine Erfahrungen, ordnet seine Erkenntnisse und stärkt sein Gedächtnis. Nervenkraft und Herzensstärke, sowie der Mut und die Liebe zur Schöpfung stabilisieren sich.

Unter Himmel und Erde ist zu verstehen der neue Erdenmensch, gleich von der Geburt an. Der Himmel bezeichnet seine innersten, verborgenen, geistigen Fähigkeiten, und die leere und wüste Erde bezeichnet den neu erstandenen Naturmenschen, der seines Seins kaum bewusst ist. -Das erste Stadium des Menschen. Mit der Zeit gelangt das Kind zum Selbstbewusstsein und fängt an zu träumen und zu denken. Das ist das „Es werde Licht!" im Menschen, dass er wisse, dass er ist. Das ist das zweites Stadium.
Jacob Lorber, Zitat: Das große Evangelium Johannis' Band 3, Kapitel 235,1-3

WIE WIRD EIN BEDÜRFNIS NACH EINER OLIVENBAUM-ESSENZ FESTGESTELLT?

Anhand der Auslotung der negativen und positiven empfundenen Lage, des Ausdrucks von Licht und Schattens, findet der Interessierte in der folgenden Tabelle die betreffende **Baum-Essenz** zur Wiederherstellung eines gesunden Gleichgewichts:

Zustand im **Schatten**	Zustand im **Licht**
Erschöpfung	Regeneration durch die Kraft der Stille
Unverständnis durch Schwäche und Intoleranz (Stress)	Fähigkeit zum Verständnis durch Bewusstsein
Verlorene Kraftquellen und Verlust der vollständigen Regeneration	Liebesfähigkeit durch Verständnis

Soforthilfe

SOFORTHILFE DURCH BAUM-ESSENZEN - SCHNELLE HILFE

Die energetische Essenz aus dem Blatt des Baumes hilft bei diversen Belastungen schnell und auf eine sanfte Weise ohne Nebenwirkungen.

Die 26 großen Kräfte (25+1 Olivenbaum Nr. 26, siehe Seite 65) aus den Blättern der Bäume homöopathisch verdünnt und verschüttelt wirken bei gesundheitlichen Belastungen hilfreich und schnell.

Besonders auch bei psychischen Schwächen oder Irritationen klärt sich das energetische Feld des Menschen und führt zu dauerhaftem Wohlbefinden während der Einnahme und auch nach dem Absetzen der Baum-Essenz. Bei mentalen Störungen, z. B. durch intellektuelle Überarbeitung, Störungen durch Konfliktbelastungen, Stress in Schule, Studium und Beruf, aber auch als Begleitung bei ernsthaften Erkrankungen stärkt es den Menschen nachhaltig.

Baum-Essenzen werden nun schon seit 30 Jahren bei den vielfältigsten körperlichen, emotionalen und mentalen Belastungen eingesetzt und hat schon vielen Ratsuchenden in den vielen Jahren nachweislich geholfen.

Die Übersicht für die schnelle Soforthilfe gibt dem Hilfesuchenden eine Übersicht, um möglichst schnell und effizient die passenden Baum-Essenzen aussuchen zu können.

Natürlich ist es möglich, die einzelnen Bäume, die Wirkung der Baum-Essenzen und die Baumcharaktere detailliert nachlesen zu können (siehe Literatur Verlag Aquamarin oder JOY Edition und Amazon).

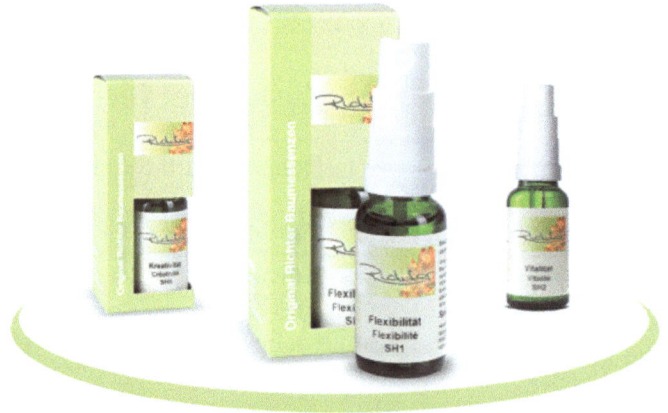

SH 1-9 UND NOTFALLMITTEL

Soforthilfe Nr. 1

🌿	Bei allen Formen von: **Ängsten, Befürchtungen, Verletzungen**
SH 1	Mischung aus **Kieferbaum, Eichenbaum und Ginkgobaum**
	Wenn das Skelett, die Muskeln, Sehnen, Bänder und Nerven eine gesunde Funktionseinheit bilden können und dadurch Dynamik erzeugen, dann entwickelt sich eine den Menschen anregende FLEXIBILITÄT. Die Kraft der Bewegung hängt auch von einem dynamisch arbeitenden Gehirn und den Rückenmarksnerven ab. Ist die Haltung verbessert, ist auch die Beweglichkeit gegeben.
Nr. 1	**Körperliche Stärkung:** Skelett, Muskeln, Bänder, Nerven, Kiefernbereich und Zähne, Funktionseinheit von Knochen, Sehnen, Bändern und Knorpel werden gestärkt.
Nr. 10	**Emotionale Stärkung:** Hilft bei Trauer, Furchtsamkeit und schlechten Angewohnheiten, schenkt Mut und Ausdauer den Dingen auf den Grund zu gehen.
Nr. 19	**Geistige Stärkung:** Klärung der Gedanken bei Konflikten durch diverse Existenzsorgen, bei Streit und Verhärtungen in zwischenmenschlichen Beziehungen. Soforthilfe SH 1 hilft eine belebende Furchtlosigkeit zu erzeugen, damit sich die Lebensgeister erneut erheben können.
▶	**Zur Stärkung von: Skelett und Nerven, Kiefernregion, Bandscheiben**

Soforthilfe Nr. 2

🌿	Bei allen Formen von: **Druck in der Familie, Arbeitsdruck, aufreibende Lebensumstände**
SH 2	Mischung aus **Eschenbaum, Apfelbaum und Akazienbaum**
	Damit das Herz-Kreislauf-System und der Stoffwechsel reibungslos und dynamisch funktioniert sowie in Schwung kommt. Die angestoßene verbesserte Zirkulation verhilft zu optimistischer Lebensbejahung und erzeugt eine erfrischende VITALITÄT aller Lebensgeister.
Nr. 3	**Körperliche Stärkung:** Dynamisierung des Herz-Kreislauf-Systems, Stärkung der harnpflichtigen Stoffe, wirkt aufbauend auf das Skelettsystem, besonders auf die Abschnitte der Wirbelsäule (HWS, BWS und LWS).
Nr. 12	**Emotionale Stärkung:** Lebensbejahung, hilft Projekte anzugehen, anstatt zuzulassen, dass Mangel an Selbstvertrauen zu viel Raum einnimmt.
Nr.21	**Mentale Stärkung:** Klärung von Tendenzen der Niedergeschlagenheit oder Selbstzweifeln, Soforthilfe SH 2 unterstützt die Vertrauensfindung und stärkt Empfindungswahrnehmung bei Verlust der inneren Stimme (intuitionssteigernd).
▶	**Zur Stärkung von: Herz und Kreislauf, Nierenkraft, Zirkulation**

Soforthilfe Nr. 3

![Blatt]	Bei allen Formen von: **Niedergeschlagenheit, emotionale Beschwerden, mentale Leiden**
SH 3	Mischung aus **Kastanienbaum, Lärchenbaum und Walnussbaum**
	Wenn Stauungen Schlacken im Körper bilden, dann fliesst nicht alles so optimal im venösen System. Giftige Substanzen, die kontinuierlich einen Weg aus dem Körper finden sollten, belasten durch mangelhafte Ausscheidung die Säurebasenregulation. Wird das Entgiftungssystem über die grossen Pfortaderkreisläufe (Venengeflechte) durch die Soforthilfe SH 3 angeregt, entsteht durch gezielte Entlastung und Entgiftung eine Anregung der Nervenkraft und damit auch der LEBENSFREUDE.
Nr. 7	**Körperliche Stärkung:** Durch die gezielte Anregung der Leberkraft wird die Gallenfunktion gestärkt und das Bindegewebssystem wird vermehrt zur Entgiftung angeregt; der venöse Bereich wird gestärkt; wirkt antimykotisch.
Nr. 16	**Emotionale Stärkung:** Erschütterungen und das Gefühl „fallengelassen zu werden" kann tiefe Zweifel und Niedergeschlagenheit auslösen. Die wachsende und stabilisierende Kraft, dunkle Zeiten mit dem Schatz der wachsenden Erfahrung „durchzustehen"; fördert die Kraft für Neugeburten unseres Wesens.
Nr.25	**Mentale Stärkung:** Der Verlust, besonders auch im materiellen Bereich, führt unseren Geist und unsere Gedanken in Sackgassen. Die Kraft der Bäume lässt unseren Geist über Schwierigkeiten hoffnungsvoll darüber hinauswachsen.
▶	**Zur Stärkung von: Kreislauf, venöse Entgiftung, Venenregulation**

Soforthilfe Nr. 4

🍃	Bei allen Formen von: **Gewohnheitslaster, Loslassschwierigkeiten, Verdrängungen**
SH 4	Mischung aus **Tannenbaum, Buchenbaum und Mandelbaum**
	Wenn die mobilisierenden Kräfte der Dickdarmregion und Bewegungsfunktionen im Bauchraum angeregt sind, werden dadurch die Lungenfunktion und die Energie der Leberkraft (Chi) und Nierenkraft (positive Emotionen) vitalisiert. So sorgt der dabei entstehende KAMPFGEIST in den verschiedenen Projekten und Unternehmungen für gutes Gelingen durch die Stärkung des Wurzelchakras.
Nr. 2	**Körperliche Stärkung:** Anregenden Einfluss: Dickdarmfunktion, Bauchmuskulatur, Leberstoffwechsel, Lungenfunktion; Belebung des Atemrhythmus; wirkt antibakteriell.
Nr. 11	**Emotionale Stärkung:** Loslassen zugunsten neuer impulsiv-stärkender Gefühle, Tendenzen zur Befreiung von alten Muster und Angewohnheiten durch neue Ideen. Die Mischung fördert durch die Anregung der Flexibilität zudem die positive Raum-und Zeitgestaltung.
Nr.20	**Mentale Stärkung:** Förderung von schöpferischen Kräften; aktiviert die Freude am Gestalten durch vermehrten Anschluss an die unterbewussten Kräfte. Hilft alte Muster loszulassen und schlechte in gute Gewohnheiten zu verwandeln.
▶	**Zur Stärkung von: Dickdarm, Leberfunktion, Lungenfunktion**

Soforthilfe Nr. 5

🌿	Bei allen Formen von: **Physische Stauungen, Stauungen im Gefühlsbereich**
SH 5	Mischung aus **Birkenbaum, Ahornbaum und Erlenbaum**
	Wenn die Entgiftung über das Wasserelement des Körpers angeregt wird, kommt es zur Ausschwemmung und Blutreinigung. Die hormonelle Situation kann sich regulieren und verbessern, die Zellregeneration wird angeregt. Das wirkt immer auch auf die AUSSTRAHLUNG, denn sauberes und kräftig zirkulierendes Wasser aktiviert das menschliche Bewusstsein und stärkt seinen Geist. Die unguten Zeichen von Stagnationen im Körper verschwinden zugunsten eines dynamischen Aussehens.
Nr. 6	**Körperliche Stärkung:** Die Mischung wirkt auf das Blasenorgan kräftigend sowie auch auf die Harnleiter und die Filterfunktion der Nieren; wirkt gegen Veränderung der Haut und des Bindegewebes bei Pilzbefall.
Nr. 15	**Emotionale Stärkung:** Das Trennen von guten und schlechten Gefühlen ist ein ständiger Prozess und bedarf der gesunden Aufmerksamkeit. Die Blätter der Bäume wirken hierbei hilfreich und unterstützend.
Nr.24	**Geistige Stärkung:** Mentale Gedankenmuster prägen den Zustand des Geistes und ihre Qualität entscheidet. Hier ist der Mensch aufgerufen, durch gezielte Filterung eine gesunde deutliche Klärung zu schaffen. Die Grösse des Menschen hängt davon ab, in wie weit er sich von eingeschränkter Sichtweise bewusst befreien kann und Weitblick aktiv kultivieren wird. Die Soforthilfe SH 5 fördert die Erweiterung des Gesichtskreises und hilft, sich an Vorbildern orientieren zu können.
▶	**Zur Stärkung von: Blasen und Nierenfunktion, Hormonfunktion, Zellordnungsfunktion**

Soforthilfe Nr. 6

🌿	Bei allen Formen von: **Druckempfindlichkeit, Störungen durch Intrigen und Streit, dumme Angewohnheiten**
SH 6	Mischung aus **Birnenbaum und Haselnussbaum**
	Wenn die Verbrennung im ganzen Körper aktiv ist, hängt das vom Funktionieren der Sauerstoffregulation ab. Das Blut sollte fähig sein, sich immer wieder neu mit Sauerstoff anzureichern. Das gesamte Muskelsystem und das Bindegewebe sollten durchblutet sein. Ist eine ausreichende Sauerstoffzufuhr gewährleistet, ist die Regeneration aller Gewebe gewährleistet. Durch Druck, Stress und hormonelle Schwankungen können diese Funktionen beeinträchtigt werden und da hilft die Soforthilfe SH 6 zur ERHOLUNG durch den Ausgleich von Sauerstoff und Durchblutung in allen Funktionseinheiten des Körpers.
Nr.8	**Körperliche Stärkung:** Der Ausgleich der Elemente Metall, Erde, Wasser, Feuer und Luft hängt von einer Situation der Fähigkeit des Ausgleichens im Körper ab. Die Mischung verhilft zur vermehrten Regeneration und Reparation; Venen und Lymphgefässe stärkend; wirkt gegen parasitäre Einflüsse (Bakterien, Viren und Pilze).
Nr. 17	**Emotionale Stärkung:** Der Ausgleich zwischen den Beschwernissen und Erleichterungen im Leben hängt von der Leichtigkeit im Sein ab. Hier hilft die Mischung, sich auszurichten und sich von altem Ballast zu befreien.
	Geistige Stärkung: Die Gedankenwelt ist eine Welt, die sich durch die Kraft der Sonne in allen Ecken und Enden zu erleuchten weiss. Unsere innere Sonne muss das Licht unserer Welt sein, besonders in der Entwicklung unserer bewusst gedachten, lichtvollen Gedanken. Wenn die Schatten zu gross werden, wird unser Geist davon durch die Blätter der Bäume befreit. Die Soforthilfe SH 6 wirkt gegen die dunklen Schatten, die unsere Spannkraft schwächen und verhilft zu positiven und verbindlichen Einflüssen in den Lebensumständen.
▶	**Zur Stärkung von: Binde- und Stützgewebe, hormonelle Vitalisierung, Wasserhaushaltsregelierung**

Soforthilfe Nr. 7

🍃	Bei allen Formen von: **Krieg und Verletzung, Schweregefühle, Schuldgefühle**
SH 7	Mischung aus **Kirschbaum und Ulmenbaum**
	Wenn zuviel Säure und bittere Substanzen, sowie giftige Rückstände im Darm, in den Geweben und in den Lymphen verbleiben, kommt es zu Verhärtungen und stauenden Ablagerungen. Diese verschlechtern auch die Möglichkeit, Rückstände effizient im Körper zu verbrennen. Die Kraft der Atmung und Regeneration lässt nach. Die Verjüngung der Zellen lässt ebenfalls nach. Durch die Anregung mikro- und makroskosmischer ATMUNG in allen Geweben und Organen des Körpers kommt es zur deutlichen Verbesserung und durchgreifender Dynamisierung der Gesundheit. Denn verbesserte Atmung ist der Spiegel einer gelebten dynamischen Kraft, jener optimalen Lebenskraft, welche Gesundheit und Glück erhält.
Nr.9	**Körperliche Stärkung:** Durch die Verbesserung der Spannkraft im Körper steigt der Mut! Entgiftung des Dickdarms und der Bronchialregion; stärkt die Verzweigungsmöglichkeit von Gefässen, Nervenbahnen und Bronchialverästelung; stärkt die Lebensgeister generell.
Nr. 18	**Emotionale Stärkung:** Mut zu haben Dinge anzupacken, hängt auch von der Fähigkeit ab, sich im richtigen Moment durch Zuversicht und das „Ja-sagen" den Herausforderungen und Veränderungen im Leben zu stellen. Die Soforthilfe SH 7 bringt neue Kraft durch eine verbesserte Atmung.
	Geistige Stärkung: Das Leben erscheint nicht allen Menschen als ein Spiel. Zu oft erscheint es als ein Kampf mit einem oder mehreren Gegnern. Doch das Leben ist ein „Spiel", und es hat klare Regeln. Wenn der Mensch seine Rolle zu bestimmen weiss, kann er das Spiel erfolgreich gewinnen. Die Soforthilfe SH 7 verhilft dazu „zu erringen", denn der Geist erhält den Mut, Schritt um Schritt strategisch und taktisch vorwärts zu gehen. Gelernt wird immer nur in der spielerischen Unternehmung, nicht im angstvollen Verharren oder verzagendem Verweigern.
▶	**Zur Stärkung von: Kopfdurchblutung, Lungenfunktion, Sauerstofffunktion**

Soforthilfe Nr. 8

🌿	Bei allen Formen von: **Ausweglosigkeit, Engegefühl (Platzangst), schwerer Krankheit und Tod**
SH 8	Mischung aus **Mammutbaum, Weidenbaum und Eibenbaum**
	Wenn alte Zustände neue Umstände verhindern, dann ist diese Soforthilfe SH8 die Medizin der Wahl. Die Stärkung des Systems von Nieren und Blase, Gebärmutter und Prostata wirkt gleichzeitig zudem fördernd auf die hormonelle Situation in allen Lebensabschnitten; diese Medizin aus den Blättern der Bäume sorgt für erfrischende Beweglichkeit in allen Bereichen der menschlichen Gesunderhaltung durch Anregung der Reinigung im gesamten Organismus. Wenn Altes geht kann Neues kommen.
Nr.4	**Körperliche Stärkung:** Hilft der Nierenausscheidung; entgiftungsfördernd, blasenreinigend, entzündungshemmend, hormonell ausgleichend, Verdauungssekret regulierend, Stoffwechsel stärkend, entfettend; verbessert die Lebensgeister und wirkt gegen bleierne Müdigkeit.
Nr.13	**Emotionale Stärkung:** Sich ausdrücken können, heisst präsent zu sein. Doch dazu muss der Mensch wissen, was er jetzt und in Zukunft will. Die Soforthilfe SH 8 befreit von Verhinderungen und Stockungen durch emotionale Schwierigkeiten und alte Trauer sowie beschwerende Verletzungen aus der Vergangenheit. Der Weg zur KREATIVITÄT wird frei.
Nr.22	**Geistige Stärkung:** Wissen zu besitzen bedeutet, sich selbst auf der Spur zu sein. Die Soforthilfe SH 8 bringt, durch die Anregung vernetzt und neugierig zu denken, Licht in das Dunkel, und die Lust auf eine kreative, neue Zeit bricht im Menschen an. Es stärkt und kräftigt das Nervensystem.
▶	**Zur Stärkung von: Immunsystem, Lymphsystem, Entstauung**

Soforthilfe Nr. 9

🍂	Bei allen Formen von: **Zielfindungsproblemen, Durchhaltever-mögen, Machtproblemen**
SH 9	Mischung aus **Lindenbaum, Pappelbaum und Lebensbaum**
	Wenn der Mensch beweglich, flexibel und im Gleichgewicht ist, dann hat er sofort immer auch die Fähigkeit zur Zielfindung. Derjenige, der weiss, wohin es geht, der ist auch gewappnet, diverse Stürme zu überstehen. Wenn er aus der Vergangenheit schöpfen kann, ist ihm die Gegenwart bewusst. Der schwarze Vorhang vor der Bühne der Zukunft ist keine Verhinderung und auch kein Erschrecken. Das bedeutet, alles in allem selbstbewusst und zielgerecht zu handeln. Die Soforthilfe SH 9 stärkt jeden, der leise oder heftig in seinem Wesen den nötigen Aufbruch vielleicht noch scheut. Jene, welche aufzubrechen vermögen, stärkt es den Durchhaltewillen und die Durchsetzungskraft. Es fördert die nötige Intuition.
Nr.5	**Körperliche Stärkung:** Stärkung der hormonellen Situation, Stärkung der Durchflutung der Atmungsorgane, Kräftigung der Kehlkopfregion; Skelett, Muskeln und das Bändersystem werden dynamisch; das Gleichgewichtsorgan und die Sehkraft werden gestärkt.
Nr.14	**Emotionale Stärkung:** Klarheit im Gefühl für die eigenen Ziele, stärkt die Kraft zur Durchsetzung, wirkt gegen Störungen durch Leidenschaften, hilft bei verletzten Gefühlen, das Gefühl sich im Kreis zu drehen verwandelt sich.
Nr.23	**Geistige Stärkung:** Der Mensch, welcher sieht, wo es hin geht, der ist sich über das Ziel bewusst. Dies deutet auf Vertrauen und Durchsetzungskraft der Persönlichkeit hin. Die Blätter der Bäume verhelfen zum AUFBRUCH, auch im tieferen Sinne des Wortes; - und wer aufbricht, der ist ohne Ketten aus früheren Zeiten. Sein zielgerichteter Geist ist wie ein Segel, straff gespannt im Wind.
▶	**Zur Stärkung von: Entgiftung, Geweberegeneration, Lymphentgiftung, Siliziumstärkung, Sauerstoffoptimierung**

Soforthilfe Nr. 10 - Notfallmittel

🍂	**Notfallmittel (ERSTE-HILFE-Baum-Essenz)** Bei allen Formen von: **Vitalitätsverlust, Müdigkeit, bei grosser Schwäche, Angstgefühlen, tragische Ereignisse, Unfall, Operation**
SH10	Mischung aus **Eschenbaum und Olivenbaum**
	Wenn der Mensch sich schnell und nachhaltig auch als Soforthilfe von körperlichen, emotionalen und mentalen Anstrengungen erholen kann, hat er sich auch generell in der Fähigkeit zu regenerieren ausgebildet. Dies erhöht seine Eignung zu STÄRKE, KRAFT und Ausdauer.
Nr.3	**Körperliche Stärkung:** Hilft rasch bei körperlicher Erschöpfung und einem ausgelaugten Gefühl sowie bei nervösen Verspannungen oder nach Stress, Druck oder Aufregungen.
Nr.26	**Emotionale Stärkung:** Das Gefühl den Dingen wieder gewachsen zu sein, erhöht die Lebensfreude und führt dazu positiv in die Zukunft zu schauen; pessimistische Gefühle verlieren ihren Einfluss. Das Gemüt wird stabilisiert und erfrischt durch die Mischung aus den Blättern der Bäume. Es setzt eine fühlbare Entspannung der Gefühlslage ein.
	Geistige Stärkung: Die Gedanken sind sehr häufig kreisend um Problemstellungen, dies führt zur Unterdrückung von regenerierenden Kräften im gesamten Organismus. Besonders das Zentralnervensystem benötigt einen entsprechenden und erholsamen Einfluss durch die Soforthilfe SH 10. Diese Mischung schützt vor mentaler Unruhe, Stress und nicht zuletzt schützt es vor Fehlentscheidungen durch zuviel Druck im Leben.
▶	**Zur Stärkung von: Herz und Kreislauf, Nervenstärkung, aktiviert die Herz-Kreislaufleistung und die Kräfteresourcen**

Fragebogen

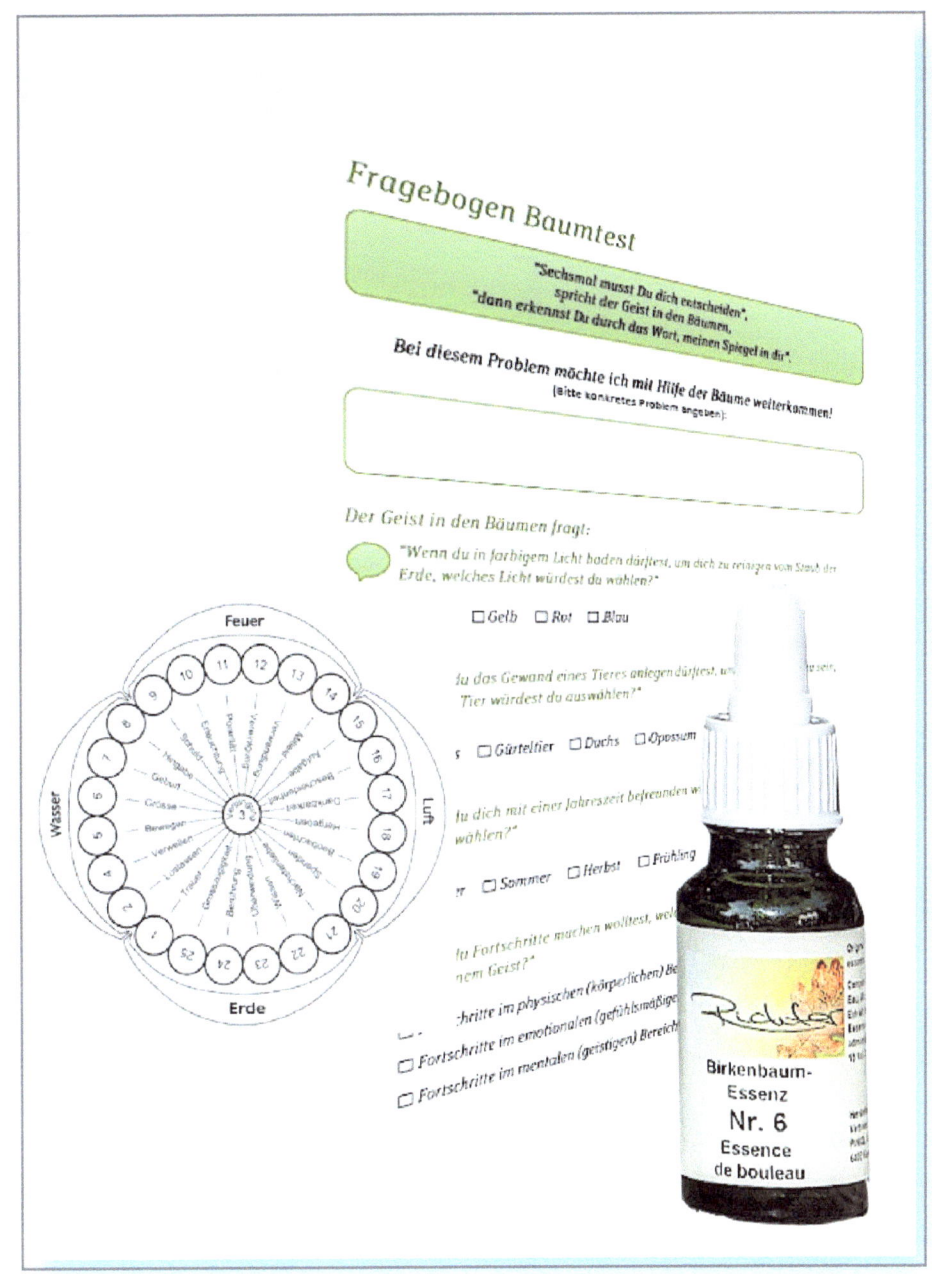

Fragebogen Baumtest

Bei diesem Problem möchte ich mit Hilfe der Bäume weiterkommen!

(Bitte konkretes Problem angeben):

Der Geist in den Bäumen fragt:

"Wenn du in farbigem Licht baden dürftest, um dich zu reinigen vom Staub der Erde, welches Licht würdest du wählen?"

☐ Grün ☐ Gelb ☐ Rot ☐ Blau

"Wenn du das Gewand eines Tieres anlegen dürftest, um einmal wie es zu sein, welches Tier würdest du auswählen?"

☐ Luchs ☐ Gürteltier ☐ Dachs ☐ Opossum

"Wenn du dich mit einer Jahreszeit befreunden würdest, welche würdest du als Freund wählen?"

☐ Winter ☐ Sommer ☐ Herbst ☐ Frühling

"Wenn du Fortschritte machen wolltest, welchen Fortschritt wünschst du dir von meinem Geist?"

☐ Fortschritte im physischen (körperlichen) Bereich

☐ Fortschritte im emotionalen (gefühlsmäßigen) Bereich

☐ Fortschritte im mentalen (geistigen) Bereich

Wähle jetzt aus, zu welchem Element du deinen Block als ganze Einheit einordnen würdest. Möglichst spontan auswählen:

☐ Luft
☐ Wasser
☐ Feuer
☐ Erde

Welches Wort spricht dich in diesem Element besonders an?"

Wasser
☐ Loslassen
☐ Verweilen
☐ Bewegen
☐ Grösse
☐ Geburt
☐ Hingabe
☐ Verjüngung

Welches Wort spricht Dich in diesem Element besonders an?

Feuer
☐ Schuld
☐ Erleuchtung
☐ Polarität
☐ Vereinigung
☐ Verwandlung
☐ Mitleid

Welches Wort spricht Dich in diesem Element besonders an?

Luft
☐ Aufgabe
☐ Bescheidenheit
☐ Dankbarkeit
☐ hergeben
☐ beobachten
☐ Spenden

Welches Wort spricht Dich in diesem Element besonders an?

Erde

☐ Nächstenliebe

☐ Wissen

☐ Überwindung

☐ Berührung

☐ Grosszügigkeit

☐ Trauer

Solltest du dich nicht entschliessen können, deinen Block einem Element zuordnen (aus Zweifel etc.), dann ist es diese Wort, der dir die erste Hilfe geben wird.

☐ Verjüngung

Farbe   _____

Tier   _____

Jahreszeit   _____

Fortschritt _____

Element   _____

Wort   _____

Problem   _____

Du hast das folgende Baum-Essenz gewählt:

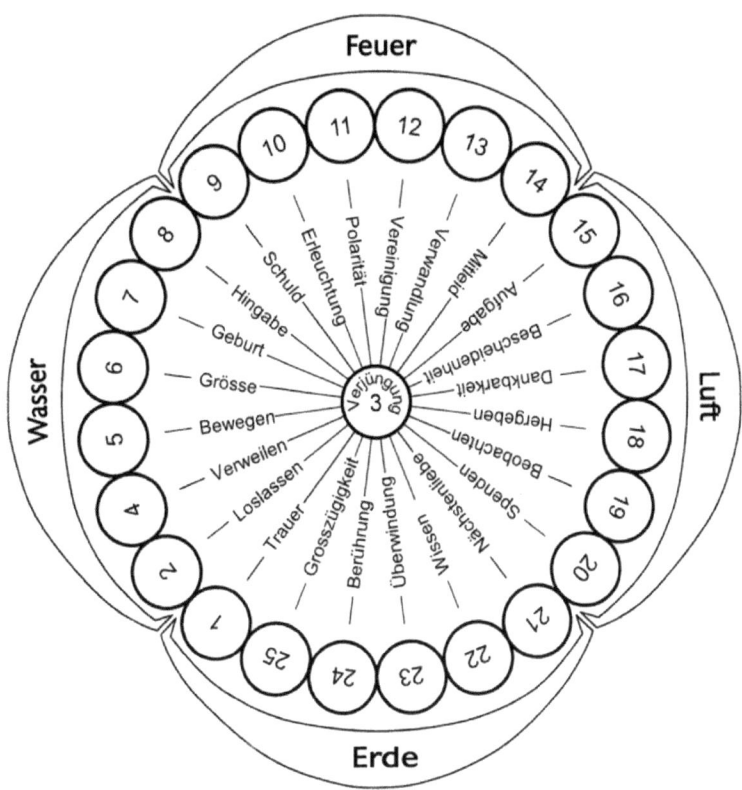

Fragebogen-Erklärungen zum Baumtest

Erklärungen zu den vier Jahreszeiten

Winter
der Kern aller Dinge liegt im Verborgenen und arbeitet hinter der Zeit.

Frühling
der Kern aller Dinge bereitet alles vor, was zur Vereinigung mit dem Geist in der Materie streben darf.
Er lehrt seine Kinder und bereitet sie vor, um sie nach erfolgter
Mission erneut an der Tür zum Kern aller Dinge begrüßen zu können.

Sommer
der Kern aller Dinge hat sich von innen nach außen gearbeitet und handelt nach dem Gesetz von
Ursache und Wirkung. Er trifft den Geist außen nicht mehr nur innen.

Herbst
der Kern aller Dinge wünscht zurück, was er nach außen verschenkt und ruft seine Kinder ins Zentrum
aller Dinge.

Erklärungen zu den vier Farben

Blau: Erfahrung, die durch das Erleben, welches sich aneinanderreiht, wie die Perlen an einer Kette, zur Erkenntnis summiert, schenkt allem was sich wandelt im Laufe der Zeit Vertrauen, dass alles einen tiefen inneren, für uns oft noch verborgenen Sinn trägt. Im Lichte der Wahrheit verwandelt sich alles Dunkle ins Licht.

- **Schöpfungsplan**
- **Erkenntnis**
- **Verstand**
- **Einsicht**

Rot: Im Widerstand der Erde liegt eine Kraft verborgen, die, wenn sie an die Oberfläche kommt, der Verwandlung zum höheren Ziel dient. Der Widerstand gibt, wenn er sich löst, das Werkzeug des Vorangehens in der Zeit frei. Nur dadurch, dass das irdische Feuer durch seine Flammen verbrennt, kann der Geist in der Materie seine Heimat finden. Im tiefsten Kern der Flamme wandelt der Geist jeden Widerstand und führt Dunkles ins Licht.

- **Sterben**
- **Wiederauferstehen**
- **Geburt**
- **Verzeihen**

Gelb: Erde, die sich verwandelt und immer wieder verwandelt, wird in sich durchsichtig. Die Transparenz allen Seins zeigt die Schöpfungskraft an, aus der alles einmal entstanden ist. Die Freude, sich mit dem Licht zu verbinden, zeigt sich im Kinde der Mutter, zeigt sich in jeder Frucht, die das Ergebnis von der Vereinigung zweier scheinbaren Gegensätze ist.

- **Vereinigung**
- **Mutterschaft**
- **Befruchtung**
- **Freiheit**

Grün: Zeigt an, dass etwas, was gewachsen ist, auch wieder vergehen darf. Durch dieses sich Gestalt geben und sich wieder hergeben können, zeigt sich der Lauf aller Dinge. Nichts hat Bestand. Alles zeigt sich im Wandel der Zeit.

- **Umwandlung**
- **Erneuerung**
- **Verzicht**
- **Fortschritt**

Erklärungen zu den Tieren

Durch 25 Jahre Workshop Erfahrungen hat sich gezeigt, dass das emotionale Feld des Menschen gut zu erfassen ist durch Tiersymbole. Bilder, die wir uns vorstellen, bewegen etwas in unserem Denken und in unserem Gehirn. Nicht alle Menschen lassen sich gerne sofort auf dieses Spiel ein, sich in die Tierwelt zu versetzen, doch wenn wir den Schritt wagen, gewinnen wir. Kinder haben damit überhaupt keine Mühe, es gehört zu ihrer Entwicklung sich in Bilderwelten zu bewegen. Erwachsene haben durch ihren Intellekt oft eine Barriere aufgebaut. Schade…! Wir können aber jederzeit diese Barriere, nicht mehr spontan spielen zu wollen, aufgeben. Der Baum-Test verhilft dazu.

Das Opossum

Das Opossum zählt zur Familie der Beutelratten. Neben den besonders bekannten Kängurus und den Koalas sind die Hauskatzen großen Opossume die bekanntesten Beuteltiere. Ihre Heimat liegt in Süd-, Mittel- und Nordamerika, sowie in Australien. Ein einziger Wurf des Opossums kann bis zu achtzehn oder einundzwanzig Junge umfassen. Der Schwanz der meisten Beutelratten ist greifffähig und dient auch den Jungen für den Halt. Die Schwangerschaft dauert nur 13 Tage. Das Opossum besitzt eine erstaunliche Anpassungsfähigkeit und diese erlaubt ihm überall unterzukommen. Ebenso sind sie Allesfresser. Bedrängte Beutelratten reißen das zähnestarrende Maul abwehrend auf und erwecken so einen gefährlichen Eindruck. Sie können ihre Kiefer über neunzig Grad weit aufsperren, notfalls sogar eine viertel Stunde lang. Bei Untersuchungen von Opossumweibchen wurden eine paarige Gebärmutter mit zwei getrennten Ausgängen gefunden. (Gattungsnamen: Didelphis = Zweischeidige). Der Gehörsinn ist außergewöhnlich empfindlich. Geruchs- und Gesichtssinn sind demgegenüber nur mäßig entwickelt. Das Opossum besitzt ein im Verhältnis zum Körper nur kleines Gehirn. Es ist zählebig und übersteht viele Knochenbrüche. Der Geschmack und der Geruch des Tieres lässt es als Beutetier für so manchen Feind ungenießbar werden. In Amerika verwendet man die Redewendung „to play opossum", also „Opossum spielen", was soviel heisst wie sich tot stellen. Das Totstellen ist ein angeborenes Schutzverhalten und im Tierreich verbreitet. Es handelt sich um eine vorübergehende Lähmung des Atemzustandes im Gehirn durch ausgeübten Druck des Angreifers. Hat der Mensch sich für das Gewand des Opossums entschieden, so versucht er vielleicht durch schlechte Stimmung, die er verbreitet, sich von anders gearteten Menschen fern zu halten. Sollte er sogar von diesen scheinbar angegriffen werden, so stellt er sich eher tot, als sich zu verteidigen, nachdem er seine Zähne zeigte, um Eindruck zu schinden. Der Opossum-Mensch hat viele Ideen, denn er hört vieles, ja sogar in manchen Fällen hört er das Gras wachsen. Er entwickelt mannigfaltig immer wieder neue, ihm angepasste Ideen, um seinen irdischen Radius zu erweitern, doch ersterben viele davon bald wieder. Selten wächst eine von ihnen über das Maß hinaus und das deshalb, weil zu schnell und emsig gehandelt wurde im Beginn der Entwicklung, aber zu wenig tief überlegt. Er fährt auf vielen Gleisen durchs Leben, mindestens aber immer auf zweien gleichzeitig. Dadurch wird die vorhandene Kraft auch durch zwei geteilt und das Doppelleben lässt die Zeiger der Uhr scheinbar viel schneller drehen.

Des Opossums Leitspruch zur Transformation wäre:
* „Denke nach bevor du handelst, dann wirst du und dein Werk länger bestehen."

Das Gürteltier

Das Gürteltier ist an seiner Oberfläche mit einem Panzer aus Hautverknöcherungen bedeckt. Ihren Namen verdanken die Gürteltiere einem Hautknochenpanzer, der nicht starr ist, wie bei der Schildkröte, sondern durch mehrere Hautfalten in der Körpermitte unterbrochen wird, so dass gürtelartige Knochenringe entstehen, die zur Bauchseite hin offen sind. Vom Spanischen her abgeleitet werden sie in Amerika „Armadillos" genannt, das bedeutet soviel wie „Bewaffnete" oder „Gepanzerte". Das Hautknochenskelett bietet einen sicheren Schutz gegen Feinde. Das Gürteltier rollt sich bei Gefahr zusammen, indem es auch den Kopf und die Beine in den Hautfalten versteckt. Außerdem ermöglichen ihre schaufelartigen Krallen, sich blitzschnell einzugraben, so dass sie vor den Augen ihrer Feinde in der Erde versinken. Die Gürteltiere besitzen bis zu 90 Zähne, die immer wieder nachwachsen. Hat der Mensch sich für das Gewand des Gürteltieres entschieden, dann hat er immer wieder das Gefühl im Leben, er müsse sich vor Verfolgern schützen. Im Falle eines Angriffes durch den vermeintlichen Feind rollt er sich zusammen, zieht sich also in sich zurück und bietet nach außen eine undurchdringliche Abwehrschranke. Lässt ihm der Angreifer ein wenig Zeit, so gräbt er sich eiligst in die Erde und wird durch die materielle Hülle unsichtbar. Er zieht es vor, sich geflissentlich mit rein irdischen Dingen zu befassen und findet in diesem Übereifer scheinbaren Schutz. Generell beschäftigt er sich gerne mit der materiellen Seite des Lebens, die ihn scheinbar vor Verletzungen schützt und ihn lehrt, sein Revier auf passive Weise zu vergrößern. Der Mensch, der sich für das Gewand des Gürteltieres entschieden hat, sollte lernen dem vermeintlichen Feind ins Auge zu schauen, um mit ihm eine Verbindung einzugehen, die ihn neue wichtige Erfahrungen lehrt. Anstatt Grenzen zu ziehen und Mauern zur Verteidigung aufzubauen ist es eine wichtige Lektion im Leben dieses Menschen sich über den Wert des Verbindungenschaffens klar zu werden. Nur das Verbinden der Gegensätzlichkeiten wird dem Lernenden die Möglichkeit schenken wahre Früchte zu ernten, wenn die Zeit dafür reif ist.

Des Gürteltiers Leitspruch zur Transformation wäre:

* „Feind, ich lerne dich kennen, und bald schon wirst du mein Freund."

Der Luchs

Der Luchs ist eine hochbeinige Katze mit kurzem Schwanz und langen Ohren, die an den Spitzen auffällige Haarbüschel tragen, die bis zu 4 cm lang werden können. Diese dienen zur Ortung des Schalls und wirken auf diese Weise wie Antennen. Die Pfoten sind in Proportion zum übrigen Körper groß und mit dichten Haarpolstern versehen. So werden diese gegen Kälte, Schnee und Harsch geschützt. Einst war der Luchs fast über ganz Europa verbreitet, wurde aber stark verfolgt und teilweise sogar ganz ausgerottet, teils weil er als Jagdschädling galt, teils wegen seines Pelzes. Der Luchs ist wie die meisten Katzen ein Einzelgänger, er ist standorttreu und er erobert sich sein Revier nur schrittweise. Er bevorzugt seine ihm bekannten Wege. Die Wohnhöhlen liegen an gut gegen Wind und Regen geschützten Stellen in hohlen Bäumen oder in Felsspalten. Die Männchen besitzen bestimmte Kratzbäume, an denen sie sich ihre Krallen schärfen. Diese Kratzstellen dienen wahrscheinlich auch zur Reviermarkierung. Am frühen Morgen und am Nachmittag ist der Luchs rege, während er den Mittag verschläft. Unter den Männchen herrschen zur Brunftzeit heftige Kämpfe. Sind die Jungen nach der Paarung geboren, wird das Männchen von der Mutter zunächst auf Abstand gehalten. Erst wenn die Jungen bereits größer sind, duldet das weibliche Muttertier das Männchen wieder in der Nähe des Nestes. Es beteiligt sich dann auch meistens an der Nahrungssuche. Hat der Mensch sich für das Gewand des Luchses entschieden, so zeigt sich in ihm der Individualist, der viele Wege und Abwege gegangen ist. Wird er angegriffen, so verteidigt er sich mutig, geht aber gerne allen Belastungen durch Erfahrung aus dem Weg.

Des Luchstiers Leitspruch zur Transformation wäre:
* „Individualität und Gemeinschaft im Gleichgewicht lösen meine irdischen Verstrickungen und öffnen mein Herz für jedes Gegenüber."

Der Dachs

Der Dachs lebt vorwiegend in Wäldern, Buschdickichten und Parklandschaften. Der Dachsbau liegt bis zu fünf Meter tief. Das Dachspaar soll in lebenslänglicher Ehe leben und in freundschaftlichem Verkehr mit benachbarten Paaren stehen. Bis zu dreiviertel ernährt sich der Dachs von Pflanzenstoffen. Außerdem verzehrt der Dachs fast alle toten und lebendigen Tiere, die er finden und bewältigen kann. Bei starker Kälte bleibt er oft Tage und Wochen in seinem Bau und hält Winterruhe („Faulzeit"). Die Hauptbrunstzeit fällt in den Hochsommer. Kinder sind erst mit zwei Jahren erwachsen. Hat sich der Mensch für das Gewand des Dachses entschieden, so versucht er in schlechten Zeiten, die durch Existenznot gezeichnet sind, eher durch Rückzug ins Irdische zu überleben. Wird er dort aufgerüttelt, so kann er voller Angriffslust und Wut seinem vermeintlichen Gegner erscheinen. Hat er jedoch die Hilfe angenommen, so
bleibt er seinen Freunden treu ergeben.

Des Dachstiers Leitspruch zur Transformation wäre:
* **„Meine Heimat finde ich in der Welt des Lichts, und die Unterwelt kenne ich nur noch aus meiner abgelegten Vergangenheit."**

ANHANG

Bestellung von Baum-Essenzen:

Die Baum-Essenzen nach Richter werden in der Schweiz in dem homöopathischen Labor Piniol AG (Omida) in Küssnacht am Rigi hergestellt.

Deutschland: Bestellungen über das Büro der Praxis in Deutschland per Kontaktformular über die Internetseite www.praxisrichter.com.

Schweiz: Direkt über den Shop www.praxisrichter.com oder in jeder Drogerie oder Apotheke oder direkt über die Firma Piniol in der Schweiz.

Direktlink/Baum-Essenzen online bestellen:
http://www.praxisrichter.com/produkt-kategorie/baumessenzen/

Nähere Auskunft über die Ganzheitsmedizin mit Baum-Essenzen
unter +41 (0)41 7414179

Über die Autorin

Doris Richter ist seit über 35 Jahren mit medizinischen Themen, besonders im Bereich der Naturheilkunde und mit der Entwicklung von natürlichen Heilmitteln beschäftigt.

Sie führt seit über 30 Jahren als Heilpraktikerin eine Praxis für Komplementärmedizin und Naturheilverfahren und entwickelte u. a. die Baum-Essenzen und diverse natürliche Komplexmittel zur Förderung der Gesundheit und Unterstützung in der komplementären Zahnmedizin.

Doris Richter schrieb zahlreiche Bücher über ganzheitliches Heilen, referierte über grosse Vorbilder der Menschheitsgeschichte und schrieb Bücher über die Sprache der Symbole und verfasste Hörbücher mit Symbolgeschichten zur Förderung einer ausgeglichen psychosomatischen Situation des Menschen in gesunden und kranken Tagen.

Seit 25 Jahren ist Doris Richter Ausbilderin für Therapeuten im Bereich der spirituellen Homöopathie und Baumheilkunde sowie der komplementären Zahnmedizin.

Geb. 13.10.1957 in Garmisch-Partenkirchen

Praktizierende Heilpraktikerin und Autorin zahlreicher Bücher und Veröffentlichungen

Berufserfahrung: Seit 1985 als Heilpraktikerin und Seminarleiterin für Naturheilkunde und Komplementärmedizin tätig.

Von 1988 bis 2011 Gemeinschaftspraxis Komplementärmedizin -**Praxis für Gesundheit und Prophylaxe** mit Sven Richter in CH-Steinhausen (Zug)

Verlag JOY Edition, Veröffentlichung von Literatur und digitalen Medien

2011-2015 in CH-Schwyz/SZ praktizierend

2013 Eröffnung der Zweitpraxis im Tessin

seit 2015 **Praxis für Komplementärmedizin und Naturheilkunde in CH-6330 Cham**
Ganzheitsmedizin und Persönlichkeitskultur

Seminarleiterin und Ausbilderin: Ausbildung von Laien, Therapeuten, Drogisten und Ärzten in der Komplementärmedizin, Homöopathie, Baumheilkunde, Komplementärmedizin in der Zahnmedizin, Geschäftsseminare, Persönlichkeitsbildungsseminare, Einzelcoaching, Meditation und Bewusstseinsschulung

**Praxis für Komplementärmedizin
und Naturheilkunde**

Doris Richter, Niederwil 12, CH-6330 Cham

Telefon 041/ 741 41 79

E-Mail kontakt@praxisrichter.com

www.praxisrichter.com

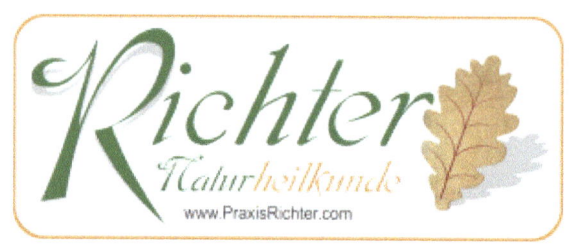

Die wichtigsten Standardwerke

HEILUNG DURCH DAS WORT

von Doris Richter

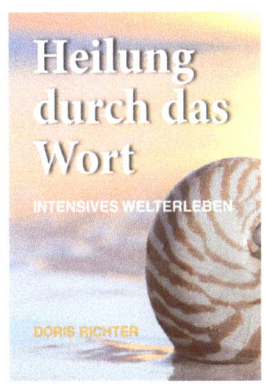

Das menschliche Bewusstsein ist wie ein uneingeschränktes Meer. Die Weite und auch die Tiefe hängen von der Fähigkeit zur Entfaltung ab. Die Sprache des Menschen ist gewiss zum Informationsaustausch gedacht. Doch sie zeigt in ihrer Kraft und Weisheit auch durch Worte wunderbare Bilder und Zeichen auf. Bilder entfalten sich im menschlichen Geist durch die Kraft der Symbole. Durch sie entstehen wundersame Geschichten, die den Leser in die tiefsten Bereiche der Seele führen.

Dieser Vorgang des »leicht werden Dürfens« ist nötig, damit der Mensch sich aus seinen Konflikten, Schmerzen und seinem Gefangensein in widrigen Umständen befreien kann. In diesem Buch begegnen dem Leser in 25 archetypischen Geschichten Möglichkeiten, sein Bewusstsein und sein Gehirn gezielt in bestimmten Arealen des Denkens und Fühlens zu stärken. Intensives Welterleben durch Weitsicht und tiefes Verständnis, das wirkt sich auf die Entfaltung seiner Lebensgeister förderlich aus. Das menschliche Bewusstsein ist wie ein uneingeschränktes Meer. Der Leser befasst sich spielerisch mit der Expansion seiner Phantasie und mit der Fähigkeit sein Bewusstsein und seinen Verstand zu schärfen. Viele grosse Vorbilder begleiten durch die Seiten dieses Buches leicht und weise über die Jahrhunderte hinweg.

Der Leser versteht wie die feinstoffliche Heilkunst durch die Information des Wortes, die Kraft des Logos, aber auch der Homöopathie und das Einsetzen der Baum-Essenzen den Menschen in Körper, Gemüt und Geist von alten und tiefsitzenden Mustern und Gewohnheiten befreien.

Hardcover: 21 × 15 cm, 356 Seiten
Verlag JOY-Edition
ISBN-13: 978-3831615940

DER GEIST IN DEN BÄUMEN SPRICHT ...

von Doris Richter

Ganzheitliches Heilen mit Baum-Essenzen

Die Medizin der Bäume ist ein sanftes Werkzeug, das den Menschen verwandelt. Bei der "grünen Medizin der Bäume" handelt es sich um eine Medizin für Körper, Seele und Geist. Ausgehend von der geistigen Ebene wirkt sie auf die körperliche Ebene und löst allmählich körperliche Belastungen auf.

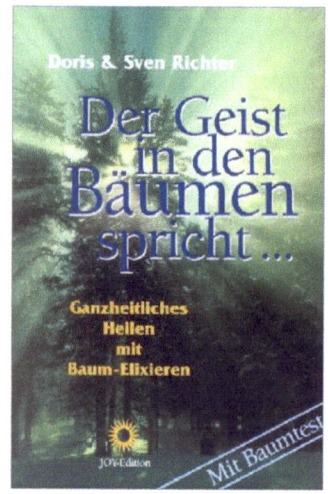

Nach einer Einführung in das Heilen mit der grünen Medizin erläutern die Autoren die Bedeutung von Symbolen als Mittler zwischen den Welten.

Der Leser wird in die Lage versetzt, mit Hilfe eines Baumtests selbst herauszufinden, welches der 25 Baum-Essenzen (nach Richter) seiner derzeitigen gesundheitlichen oder seelischen Problematik entspricht.
Ein Fragebogen hilft weiter, den aktuellen Themenbereich des Lesers auf eines der vier Elemente Erde, Wasser, Feuer und Luft einzugrenzen, die jeweils sechs Seelenzustände umfassen, so dass der Leser mit Hilfe des Baum-Kreises "seinen" Baum findet.

Im Mittelpunkt des Buches stehen die ausführlichen Beschreibungen der 25 Bäume, welche jeweils durch eine Geschichte über den Geist des Baumes ergänzt werden. Je tiefer der Leser dann hinter die Symbole sehen kann, umso tiefer kann das Wort als Medizin wirken. Das Wort kann sowohl eine Botschaft sein, die nur oberflächlich aufgenommen wird. Es kann aber auch ein Spiegel sein, der in eine tiefere und verborgene Ebene des Seins führt und eine weitere Möglichkeit bietet, Erkenntnisse zu sammeln.

Hardcover: 320 Seiten
Verlag JOY-Edition
ISBN-13: 978-3952128916

ORIENTIERUNG IN DER PARTNERSCHAFT

von Doris Richter

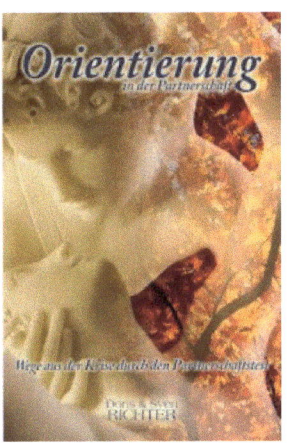

Das umfangreiche Buch enthält die gesamte Geschichte von Adam und Eva, Mann und Frau, und ist über die Partnerschaft und für Menschen gedacht, die über das hilfreiche Werkzeug der Partnerschafts-Apotheke hinaus das Wesen von Adam und Eva und ihren Plan auf unserem blauen Planeten Erde verstehen wollen.

Das vorliegende Buch ist entstanden aus der jahrelangen Arbeit in der eigenen Praxis durch die Auseinandersetzung mit verschiedenen Konflikten und deren Lösung in den menschlichen Beziehungen.

Das lichte Band der Liebe zwischen Adam und Eva, aber auch alle anderen Beziehungen in der Familie oder im Geschäft finden hier eine einfache, jedoch hoch komplexe Darstellung. Es ist ein universeller Spiegel der Partnerschaft mit allen Höhen und Tiefen.

Jeder Mensch wird durch den einfachen Test auf eine Treppe mit 25 Stufen geführt. Findet er heraus, auf welcher Stufe er innehält oder zögert um weiterzugehen, dann ist er der klaren Beschreibung seiner inneren Haltung, der Ursache, sowie Sinn und Zweck seines individuellen Konflikts, den er lösen möchte, schon sehr nahe.

Das Herz des Menschen wird sich öffnen, wenn er die tieferen Zusammenhänge seiner Situation in den Kapiteln 1-10 erfasst. Nachdenklichkeit und ein Verständnis für uns Menschen und unsere Verstrickungen sowie deren Lösung durch ein offenes Wesen wird uns durch die Vertiefung der Gegebenheiten weiterbringen.

Die Medizin der Zukunft ist eine sanfte Medizin der Prophylaxe, die auch eingesetzt werden kann, bevor es zu einer Manifestation einer Krankheit im physischen Körper kommen wird. Doch dazu brauchen wir ein effizientes Werkzeug. Wir benötigen es zum Erkennen der Konfliktbelastungen und deren Klärung durch Bewusstwerdung. Denn bei uns aufrechten Wesen fängt die Krankheit sehr oft im Kopf an. Gnothi seauton – „Mensch, erkenne dich selbst", – Apollos Tempel in Delphi und eine eingemeißelte Inschrift an seinem Eingang wirken heute noch als Erinnerung und nicht zuletzt auch als Mahnung für eine sich im Aufbruch befindende Menschlichkeit.

Hardcover: 293 Seiten
Verlag JOY-Edition
ISBN-13: 978-3952128923

DIE LANDKARTE DES MENSCHLICHEN BEWUSSTSEINS
von Doris Richter

Gesundheit durch die Kraft der Bäume

Das HCS (Holo-Cybernetic-System*), welches wir als persönlichen Spiegel durch das Geburtsdatum im Computer berechnen und erstellen, ist eine höchst individuelle Ausarbeitung, mit der die Persönlichkeit ein Reflexionsorgan in die Hand bekommt, das die Möglichkeit bietet, die körperliche, emotionale und seelische Ebene bis auf den Grund zu durchleuchten. Auch der spirituelle Ansatz wird nicht ausgelassen.

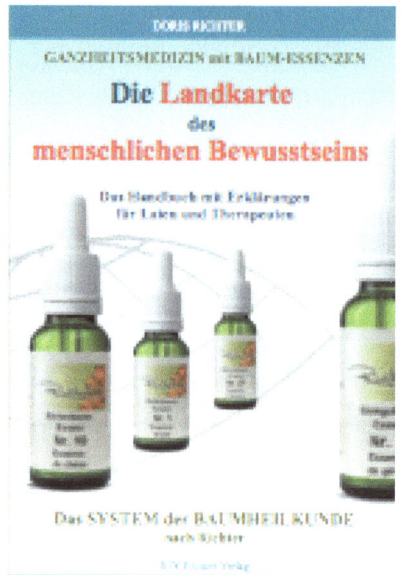

Durch diesen Blick in den Spiegel (anhand der Landkarte des menschlichen Bewusstseins) werden Erkenntnisprozesse möglich. Es ist der menschlichen Persönlichkeit möglich, sich von alten Verhaltensmustern, welche meist noch aus der Ahnenschaft noch bis in unsere Ebene hineinwirken, zu befreien.

Schnell und sicher lassen sich in dem dargelegten System im Spiegel der Baumheilkunde nach Richter auch Partnerschaft und Evolution des Bewusstseins in der menschlichen Beziehung die Zusammen-hänge unmissverständlich offen-baren. Die Deutungswege werden hier verständlich und eindeutig erläutert.

In der Praxis und in allen Seminaren wird dieses Werkzeug schon über Jahre sehr hilfreich eingesetzt, was viele Hilfe-suchende sowie Therapeuten äußerst aufklärend und hilfreich auf ihrem individuellen Weg der eigenen Bewusstwerdung unterstützte.

holo heisst ganz, cybernetisch heisst beweglich

Paperback: 51 Seiten
Verlag JOY-Edition
ISBN-9783744882989

BAUM-ESSENZEN - KURZCHARAKTERISTIK
von Doris Richter

Kurz-Charakteristik der sechsundzwanzig Bäume
Ganzheitsmedizinische Behandlung durch die Baum-Essenzen

Viele Menschen erfüllen sich nun einen Traum, sanft und ohne Nebenwirkungen die Heilkraft im Menschen auf tiefgreifenden, wenn auch nicht im herkömmlich „beweiskräftigen" Sinn, zu fördern, gezielt zu behandeln und zu heilen.

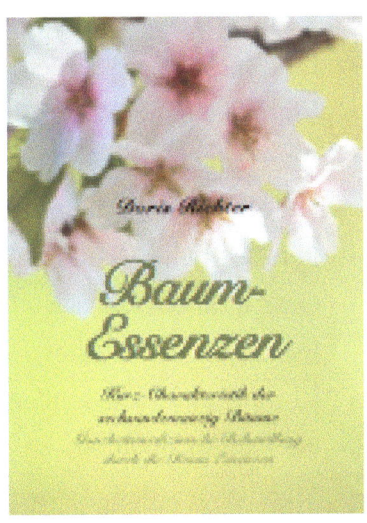

Im Buch über die Bäume beschreibt die Autorin Doris Richter 26 Baumcharaktere. Der Mensch erfährt sich selbst im Spiegel der grünen Natur.

Hat er sich im Spiegel eines Baum-Charakters auch mit Hilfe eines Fragebogens und Baumtest wiedererkannt, verhilft ihm die grüne lichtvolle und regenerierende Essenz des Blattes als Therapeutikum zu einem sanften Wachstum seiner Persönlichkeit. Es geschieht durch Überwindung von Schwäche, Krankheit oder störenden Missstimmungen.

Paperback: 172 Seiten
3. Auflage 2017
Verlag JOY-Edition
ISBN-9783744883504

Weitere Bücher im Überblick

von Doris Richter

- Guiding Lights (Übersetzung von Orientierung in der Partnerschaft)
- Gesicht und Ausdruck - Ganzheitliche Therapie mit Baum-Essenzen
- Traum-Wissen - Stärkung des Unterbewusstseins durch Baum-Essenzen
- Das Buch der verborgenen Räume - Kleine Geheimnisse über grosse Zusammenhänge
- Einblicke hinter den Vorhang - Das Leben ist kurz
- Erziehung ist alles - Pädagogik leicht gemacht durch das Holo-Cybernetische System
- Feinstoffliche Medizin (über Samuel Hahnemann)
- Gesicht und Ausdruck - In der Baumheilkunde nach Richter: Ganzheitsmedizin mit Baum-Essenzen nach Richter
- Kompendium - Komplementäre Behandlung in der Zahnmedizin - Naturheilverfahren für die Zahnmedizin
- Märchen aus dem Zauberwald - Geschichten für kleine und große Kinder Gottes
- Natur-Geschichten - Pflanzenseelen im Licht
- Poesie der symbolischen Sprache - Mystische Bilder als Heilmittel für den Geist
- Traum-Wissen - Förderung des Traumlebens durch die Kraft der Bäume
- Vom Geist in den Wassern - Eine mystische Reise zum Inneren der Natur
- Wandlungskräfte

In der Serie Leitsterne im Spiegel der jeweiligen Bäume:

Band 1: **Leo Tolstoi**

Bd.3: **Florence Nightingale**

Bd.4: **Nelson Mandela,**

Bd. 10: **Dante Alighieri**

Bd. 11: **Leonardo da Vinci,**

Bd. 21: **Meister Eckhart**

Bd. 22: **Johannes Kepler,**

Bd. 23: **Paracelsus**

Bd. 24: **Peter Paul Rubens**

Hörbücher/CD`s

Blick in die Ewigkeit
Große Vorbilder und ihr Bewusstsein als Quelle der Kraft im Spiegel ihrer jeweiligen Baum-Charaktere

Wie alt bist Du?
Die Geheimnisse der 25 Baum-Charaktere und die Wirkung der jeweiligen Baum-Essenz

Das Geheimnis von der Unantastbarkeit der Seele
25 Geschichten, Heilmittel zur Förderung der Plastizität unseres Gehirns

Freisein und doch gefangen inmitten der Zeit
Ganzheitliches Heilen mit Baum-Essenzen

Ewigkeit und Zeitenfluss
3 Geschichten (Gehirnmodulation)

Seminarreihen auf DVDs
(DVDs der Seminarreihen sind auch einzeln erhältlich)

25 Leitsterne
Grosse Vorbilder und ihr Bewusstsein als Quelle der Kraft im Spiegel ihrer jeweiligen Baumcharaktere

25 Baum-Charaktere
Die Geheimnisse der 25 Baum-Charaktere und die Wirkung der jeweiligen Baum-Essenz

Heilung durch das Wort
25 Geschichten, Heilmittel zur Förderung der Plastizität unseres Gehirns

Einzelnes Seminar auf DVD:
Lehrreiches Seminar als Einführung in das Holo-Cybernetische System
Ganzheitliches Heilen mit Baum-Essenzen
Zwischenmenschliche Konflikterkennung und Konfliktbewältigung
Plastifizierung und Regeneration des menschlichen Gehirns durch archetypische
Symbole und Aktivierung der Verstandeskraft

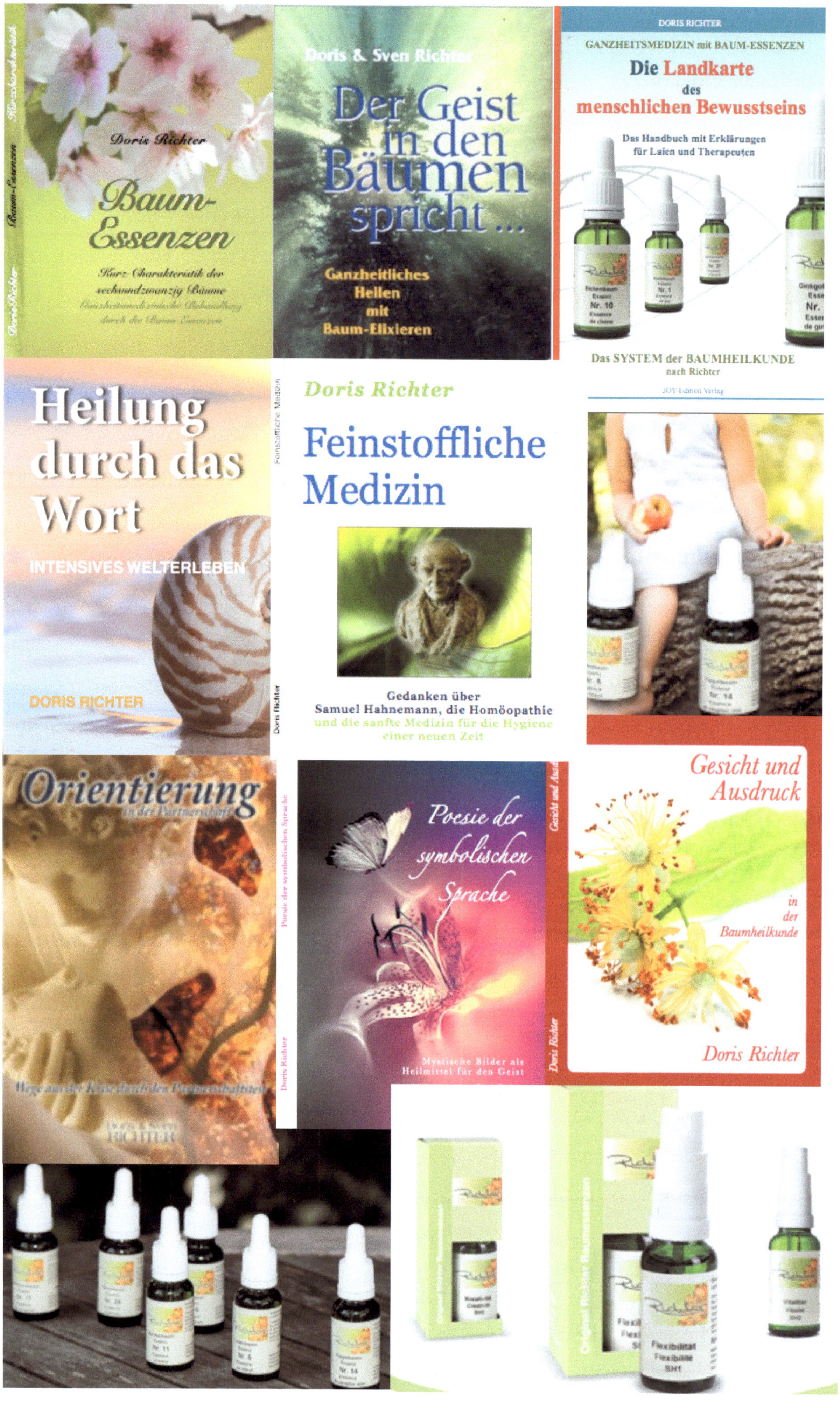

Baum-Essenzen

Doris Richter

Baum-Essenzen

Kurz-Charakteristik der sechsundzwanzig Bäume
Ganzheitsmedizinische Behandlung
durch die Baum-Essenzen

Doris & Sven Richter

Der Geist in den Bäumen spricht ...

Ganzheitliches Heilen mit Baum-Elixieren

DORIS RICHTER

GANZHEITSMEDIZIN mit BAUM-ESSENZEN

Die Landkarte des menschlichen Bewusstseins

Das Handbuch mit Erklärungen
für Laien und Therapeuten

Das SYSTEM der BAUMHEILKUNDE
nach Richter

JOY-Edition Verlag

Heilung durch das Wort

INTENSIVES WELTERLEBEN

DORIS RICHTER

Doris Richter

Feinstoffliche Medizin

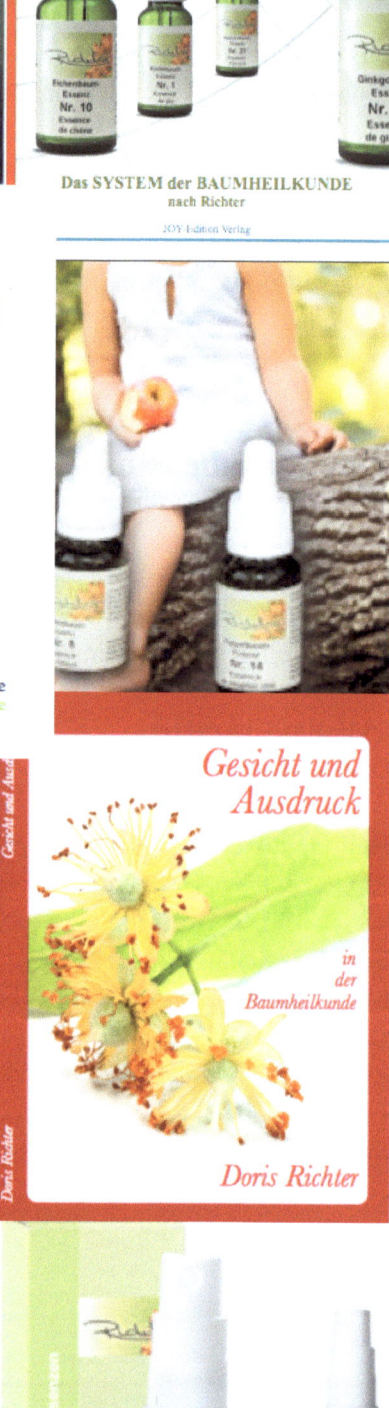

Gedanken über
Samuel Hahnemann, die Homöopathie
und die sanfte Medizin für die Hygiene
einer neuen Zeit

Orientierung
in der Partnerschaft

Poesie der symbolischen Sprache

Mystische Bilder als
Heilmittel für den Geist

Gesicht und Ausdruck

in der Baumheilkunde

Doris Richter

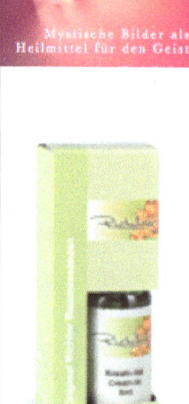

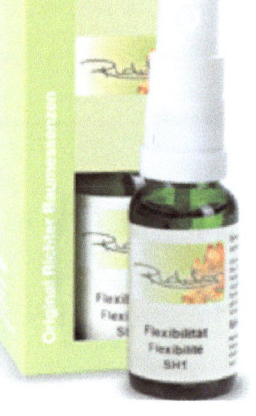

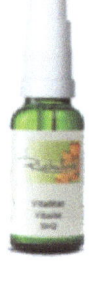